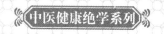

中医健康绝学系列

捏小手 开小方
好孩子身体棒

中医儿科专家与76个大数据热点问题面对面

何世桢◎编著

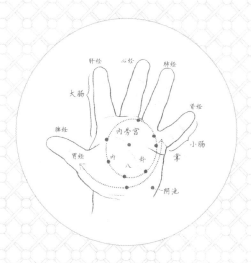

中国中医药出版社
·北京·

图书在版编目（CIP）数据

捏小手开小方：好孩子身体棒/何世桢编著. —北京：
中国中医药出版社，2015.11（2017.9重印）
（中医健康绝学系列）
ISBN 978 - 7 - 5132 - 2771 - 1

Ⅰ.①捏… Ⅱ.①何… Ⅲ.①中医儿科学 -
验方 - 汇编 Ⅳ.①R289.5
中国版本图书馆 CIP 数据核字（2015）第 221183 号

中 国 中 医 药 出 版 社 出 版
北京市朝阳区北三环东路 28 号易亨大厦 16 层
邮政编码 100013
传真 010 64405750
河北省武强县画业有限责任公司印刷
各地新华书店经销
*
开本 710×1000 1/16 印张 12.75 字数 150 千字
2015 年 11 月第 1 版 2017 年 9 月第 1 次印刷
书 号 ISBN 978 - 7 - 5132 - 2771 - 1
*
定价 30.00 元
网址 www.cptcm.com

谨以此书感谢下列受访的专家们

丁　樱　　高清顺　　郑启仲　　马丙祥　　翟文生

赵　坤　　宋桂华　　任献青　　闫永彬　　谢　正

李　莹　　周　正　　姚献花　　郑　宏　　都修波

琚　玮　　黄　牲　　于俊丽　　高　山　　郑秀青

李华伟　　王志如　　典迎彬

让我们一起来解决育儿中常见的问题

（代前言）

　　2014 年 12 月 19 日，我在我的微信订阅号上发表了一篇关于小儿食积的文章，在不足 3 天的时间里，阅读量就达到了 30 多万人次，微信粉丝很快突破了 2 万人。这让我明白了一点，原来，宝宝的爸爸妈妈们需要这类知识。此后，我又推出了一系列的育儿文章，家长们在通过微信阅读文章的同时，也向我提出了很多育儿过程中遇到的问题。

　　就这些问题，我咨询了河南中医学院第一附属医院儿科、耳鼻喉科、推拿科、国医堂、治未病中心的专家们，在这个过程中，我渐渐发现，家长们问的问题非常有共性。此后我便留心起来，家长们再向我提问时，我就把他们所问问题的关键词记录下来，比如食积、腹泻、便秘、夜惊、挑食等，再就这些问题找专家进行解答。就这样，几乎每篇文章在微信上推送以后，阅读量都非常之高。

　　半年以后，我把这些文章集结起来，于是就有了这本书。所以说，这是一本根据大数据整理出来的、集中了家长们最为关心的话题的育儿书。

　　由于我所在的医院——河南中医学院第一附属医院，是全国三级甲等中医院、全国百佳医院。全国名老中医、享受国务院政府特殊津贴专家、国家二级教授等国家级的专家非常多，而我采访的都是非常有名的专家，所以，这还是一本汇集了几十名权威专家临床心得的育儿书。

书中主要以小儿推拿和中药小方子治疗小儿常见疾病，简单有效，适合家长操作，但书中所述的药方还需在医生指导下使用。推拿取穴皆以孩子拇指指间关节的宽度为 1 寸。

　　我自己也是一位父亲，孩子是 2012 年出生的，到现在，孩子已 3 岁多了，回想起来，过去很多粉丝们问到的问题，其实我在育儿的过程中也都碰到过。

　　例如，去年 9 月，我因事要到外地出差一周，但孩子却患了手足口病，当时，全家人都非常担心，但是我并不着急，只是联系大夫开了个小方，前后花了一百多块钱，孩子的手足口病就好了。

　　后来我就开始反思，孩子生病的时候，家长为什么会着急？恐怕主要是因为对疾病不了解。如果懂得了这些育儿知识，咱们当家长的自然不会慌张，这样才能照顾好我们的孩子。

　　如果说孩子们常患的疾病是恶魔，那么这就是一本能让家长们变成巨人的书，疾病在我们面前将变得不堪一击。

何世桢

2015 年 5 月 11 日

Contents 目 录

目
录

捏小手开小方

好孩子身体棒

目
录

捏小手开小方

好孩子身体棒

第一篇

健脾养胃助成长

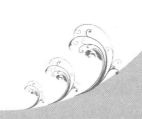

1. 让孩子食欲大增的好办法

有人曾说过，"唯爱与美食不可辜负"，但是美食不可辜负的前提是你得有一个好的胃口，也就是说要先对食物产生吃的欲望。

人的食欲是与生俱来的，因为只要会饿就会想吃。但是生活中常常会因为脾胃上的原因而导致食欲下降，这在医学上就称为食欲不振，简单说就是对食物不感兴趣，如果过于严重，则是厌食。

咱们当爸爸妈妈的都渴望自己的孩子能茁壮成长，可食物是孩子长高的本钱，如果孩子食欲不振，不爱吃饭，时间久了生长发育就会受到影响，将来最终身高也可能会比别的孩子矮一截。

中医认为人的饮食和脾胃关系最大，脾主运化，胃主受纳，一个是管"我想吃"，一个管"吃得下"。也就是说，家长要想让孩子大口大口吃饭，不但要激发他想吃的欲望，还要赐给他一个盛得下的好胃。怎么给孩子一个好的脾胃呢？对此，高清顺大夫推荐"揉足三里"和"揉腹"两个手法。高清顺老师非常厉害，是全国非常有名的推拿医生。

咱们先说足三里，《四总穴歌》上说"肚腹三里留"。肚腹便是脾胃的藏身之处，而足三里就是打开脾胃之门的钥匙。足三里穴很好找，小腿前外侧有个外膝眼，往下量4横指（宝宝自己的手指）就是了。

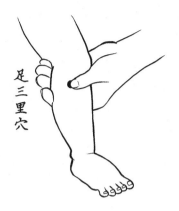

足三里穴

　　"三里"的意思是理上、理中、理下，对应的便是腹部的上脘、中脘、下脘，一穴理三脘，具有调理脾胃、补中益气的强大功效。现代医学研究证实，针灸刺激足三里穴，可使胃肠蠕动有力而规律，并能提高多种消化酶的活力，增进食欲，帮助消化。

　　家长可以每天用大拇指或中指按摩孩子的足三里穴，每次每穴按压5分钟，每分钟按压15～20下。另外，在按压的同时还可以加上揉法，依照顺时针的方向按而揉之，让刺激充分达到肌肉组织的深层，以产生酸胀、发热的感觉为度。

　　揉腹常用的方法是让孩子仰卧，家长左手按在其腹部，手心对着肚脐，右手叠放于左手之上，按顺时针方向绕脐揉腹50～80次。每日早晚两次摩腹，有助于调整脾胃，增强消化功能，增进食欲。

　　高清顺老师说，很多孩子以前不爱吃饭，用了这两种手法，有的一两星期就变成一个小"吃货"了。

　　咱们当爸妈的都是这样，看着孩子大口吃饭，心里就会美滋滋的。

健脾养胃助成长　第一篇

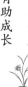

2. 按揉中脘助消化

俗话说：不养儿不知父母恩。只有当我们真正为人父母的时候，才能明白家里养一个小孩子是多么不容易，才能体会到父母当初养自己时的辛苦。

养孩子最怕孩子生病，但人食五谷哪有不生病的。孩子在成长的过程中，难免会出现一些健康上的小问题。这时候我们当家长的能慌了手脚吗？当然不能。咱们是孩子的主心骨！试想一下，孩子生病的时候，如果我们先恐惧、急躁，孩子能不受影响吗？其实，对一些常见病，用小儿推拿是个不错的方法。中医上有"小儿推拿治百病"的说法，因为我们的身体就是一个大药房，每个穴位就是一味药材，小孩子脏腑轻灵，随拨随应，只要抓对了"药"，选准了穴，简单的推拿手法也可以治疗孩子的常见病。

食积是家长在养育孩子中经常遇见的情况。人类对食物有一种与生俱来的欲望，特别是小孩子，他们认知世界可以说是从吃开始的，看见什么东西，第一件事就是放在嘴里尝一尝，看能吃不能吃。婴幼儿正处在快速生长发育阶段，对食物的需求量特别大，但又因其脾胃脆弱的生理特点，特别容易出现食积。

而且现在家长们爱子心切，听见孩子哭了，就以为是饿了，或者干脆用食物来哄孩子。小孩子心智未开，见物则爱，不能节制，你给多少他吃多少，不知饥饱，当他们实在咽不下的时候，食积便已经形成了。食物积滞在肠胃不消化，就表现为嗳气酸馊、肚腹胀满、哭闹不止、口臭、不欲饮食。

这个时候肚子上有一个穴位可以帮忙"消食导滞",这便是中脘穴。中脘穴位于上腹部,身体前正中线上,脐中上4寸(以孩子拇指的指间关节宽度为1寸,下同)。中脘穴主管胃部,脘,空腔也,指的就是胃。这个穴位能治腹胀、腹泻、腹痛、腹鸣、吞酸、呕吐、便秘等很多消化系统疾病。

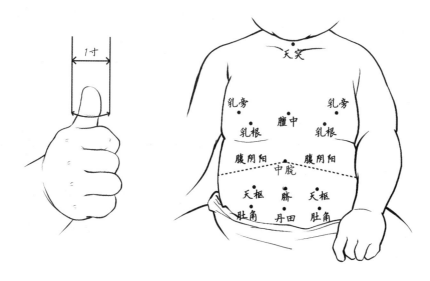

按揉时,家长用拇指或中指指端点揉、按压此穴,力度稍轻。每次按压3分钟左右。最后,再加上顺时针摩腹5分钟,大人以手掌盘旋绕揉孩子的腹部,哪里胀得厉害就重点推哪里,注意手法不要太硬,毕竟孩子肚子里还积着食呢。

古人云:"若要小儿安,常带三分饥与寒。"食积是诱发其他一切疾病的导火索,大家试想一下,小孩子的精力就那么点,如果大部分精力都花在消食上了,抵御病邪的那部分精力就会相对变少,疾病就容易找上门。所以,定期推拿中脘对防止孩子生病很有帮助,有积消积,无积健脾,总之是有益无害。

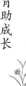

健脾养胃助成长 第一篇

3. 让孩子不挑食的秘诀

孩子偏食挑食是个非常让爸爸妈妈们头大的问题，对此，我也曾束手无策。直到今年春天，我跟着专家外出义诊，期间跟医院儿科周正主任医师闲聊，周正大夫告诉我，在宝宝 3 ~ 8 个月的时候，是孩子味觉的成型期，这时候，经常用筷子头在醋、盐水、苦咖啡水、辣椒水、糖水里蘸那么一下，抹到孩子的嘴里，让他把酸、苦、甘、辛、咸都尝尝，这样，以后苦的辣的他都不怕，长多大都不会挑食偏食，吃啥啥香。

周老师这句话过了两天仍然深深地印在我的脑子里。我很遗憾，当年我并不知道这个小窍门，所以我的儿子到现在对苦的辣的一点都不沾。哎，早知道，早受益啊！

4. 孩子消化不好，肚子咕噜叫，就揉外劳宫

《小儿推拿方脉活婴秘旨全书》中有一句话："外劳宫，在指下，正对掌心是穴。治粪白不变，五谷不消，肚腹泄泻。"

很多家长在陪孩子玩的时候，会听到孩子的肚子咕噜噜乱响，好像胃肠功能不是特别好一样。这其实就是因为吃到肚子里的食物

没有好好消化造成的肠鸣。如果您的孩子经常出现肠鸣、腹胀、腹泻、风寒感冒，或者隔三差五就会出现溏水样大便的话，那不妨给孩子揉一揉外劳宫。

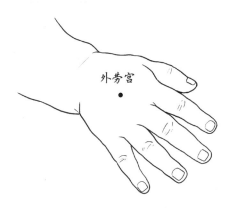

外劳宫穴很好找，手掌的掌心对应的手背中央，就是外劳宫了。每天给孩子揉上150次左右即可，可以健脾胃、祛寒邪。揉的时候，用你的左手拉住小儿的手，然后用你的右手拇指或中指的指肚，去揉外劳宫穴就可以了。

❖ **注意**：揉的时候力度不要太大，幅度也不要太大，在孩子的另一只手里放一个他喜欢的玩具，他一边玩，你一边揉，很快就结束了，一点也不会让孩子反感。

5. 孩子便秘的征兆

提起便秘，想必大家都能说出来几个代表症状，比如大便干

健脾养胃助成长　第一篇

燥、坚硬、长时间不排便或是虽有便意却排不出大便等。

这些症状信号若是放在成人身上，很容易就被接收到，但是对于口不能言、手不能写的小孩来说，家长并不能代替他们接收和处理这些信号，因为排便时的具体情况只有他们自己知道。

所以，在生活中，家长们很容易放大排便的"时间"和"次数"这两个信号，因为它最直观，最容易被发现，从而认为便秘就是排便次数减少了，排便时间延长了。

我们医院儿科五病区的主任闫永彬博士说，严格意义上的便秘是针对大便的坚硬度而言，与排便的次数和时间关系不大。

关于这一点，大家可以去网上查一下儿童便秘的概念：小儿便秘指大便干燥、坚硬，秘结不通，排便时间间隔较久（大于 2 天），或虽有便意而排不出大便。可见，在对便秘症状的描述中，其排便时间和次数均是在最后才提到，或是根本就没有提及，由此可见二者地位之轻，咱们做家长的可不能本末倒置。

由于每个孩子的体质不同，同一孩子也会经历不同的生理阶段，所以对排便的合理频率我们不能一概而论。比如有些孩子吃母乳，可能一天五六次大便，有些孩子吃奶粉，可能两三天才拉一次。所以，并不是说两天拉一次就是便秘，一天拉两次就是腹泻。

所以，看孩子是不是得了便秘，关键是看大便的性质和质地，也就是看是否干燥和坚硬。

当怀疑孩子便秘时，家长首先要对孩子的大便进行一番观察，看干不干，必要时还要拿棍子捣捣，看硬不硬。如果孩子的大便硬得跟石头一样，那就一定是便秘无疑了。其次需考虑的才是"时间"，如果发现孩子最近排便时间间隔较久，家长就要先在心中打个问号——我的孩子是不是便秘了？

但这个时候还不能贸然下结论，家长还要回过头来对大便的性质进行检查，如果大便确实又干又硬，孩子拉着很痛苦，这就证明是"秘结不通"。如果孩子虽然两三天解一次大便，但排便很舒畅，大便质地也正常，那家长则不必担心，有可能是孩子近期正处于长身体阶段，消化吸收功能比较好，留存的废物较少。

另外，对于尚不能自主排便的婴幼儿，如果家长抱着孩子排便的时候，孩子有恐惧感，又哭又闹，排不出来，或勉强挤出来一点却像羊屎蛋一样，那也一定是便秘。

6. 诊治便秘常识

临床上，有百分之九十的便秘是属于功能性的。什么是功能性便秘？就是说孩子之所以出现便秘症状，是因为排便的功能出现了紊乱。引起肠功能紊乱的原因很多，最多见的就是大鱼大肉吃多了，食物积滞在肠道，堵塞不通了。

只要确定为功能性便秘，那家长便大可先松一口气，因为只要不是先天的疾病，通过中医的方法就可以调理过来，把紊乱的肠功能恢复正常。

那有些家长就问了，既然是大便秘结不通，是不是用点"泻药"就可以了呢？这就大错特错了。

便秘只是树干，而树干会长出很多枝桠。按照传统中医的证型分类，对儿童便秘可分为热秘和虚秘。虽然它们的表现都是排便困难，但引起疾病的原因不同，治疗时的用药就差之千里。

健脾养胃助成长　第一篇

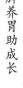

（1）热秘

热秘是生活中最常遇到的证型。热秘，顾名思义就是身体里有了热，热邪耗损肠道的津液，导致大便干燥，秘结不通。

热秘出现的关键主要跟肠道里的"津液"有关。"津液"和"大便"的关系就像河道里"水"和"船"的关系，以水行舟，水枯则舟停。大家想一下，河道什么时候会干涸？要么是水源不足，要么是天气干燥。

这样便又延伸出来两种情况，脾约型热秘和积滞型热秘。

"脾约"就是指脾脏的功能受到了约束。中医认为，脾脏具有运化水湿、分清别浊的作用。我们日常喝的水、吃的食物最后所形成的津液，都要靠脾脏分化，说白了，脾脏就是肠道上游的水源。如果脾脏的功能受到了制约，该走大肠的水液变道走了小肠，那结果肯定是小肠泛滥，大肠干枯，大肠里的粪便缺乏水液滋润，干结积滞，就像是河道没水，舟船不行。

古代名医在给《伤寒论》做注释的时候就指出："胃强脾弱，约束津液，不得四布，但输膀胱，致小便数、大便难。"

所以，脾约型便秘除了大便干结、心烦、口干口臭、舌质红这些热性症状外，还有一个与众不同的表现便是小便频多，中医描述为"小便数而短赤"，就是频率多，但每次很短，且色黄。对这一点家长要特别注意，这是判断脾约型便秘的关键。

对付脾约型便秘，闫永彬大夫推荐了一个特别好的中药叫"麻子仁丸"。麻子仁丸是《伤寒论》中的经方，专治这类津液不足导致胃肠燥热而出现的便秘。

这个方子很简单，里边用的都是常见的中药，家长自己便可以配伍。

♨ **药方**：麻子仁60克，白芍20克，枳实30克，大黄60克，厚朴 30 克，杏仁 30 克。研成细末，用蜂蜜调和成梧桐子大的丸剂。每次服 5～10 丸，每日 1～3 次，以温开水送服。

方中，麻子仁润肠通便为君；杏仁降气润肠，白芍养阴和营为臣；枳实、厚朴消痞除满，大黄泻下通便，共为佐使。此方泻下药与滋润药配伍，攻润结合，共奏润肠通便之功。这在中医治法上称为"增水行舟"，以此治疗肠胃燥热、津液不足、大便秘结、小便频数效果很好。

如果觉得自己配药麻烦的话，也可以直接去药店买中成药，或是去中医院开颗粒剂，都非常方便。

❖ **注意：**儿童用药量不宜过多，家长可以先让其少服一点，稍作试探，如果不见效再逐渐加大用量，以大便通为度，好了就不用吃了。

上面讲了第一种情况，接下来咱们再认识下积滞型热秘。积滞型热秘是生活中最易碰见的情况，就是孩子们在某个时间段，鸡鸭鱼肉等高蛋白、高热量的食物吃多了，积滞在肠胃里不消化。

特别是现在，生活条件好了，整天餐桌上都是煎炒烹炸，食物经过油炸烹饪后，热量、油脂都很高，难以消化，容易积滞于肠胃。吃这些食物，虽然味蕾得到了享受，但遭殃的却是肠胃。肠胃就像是沼气池，积滞得越多，停留的时间越长，形成的沼气就越多，产生的火热之邪也越大。

患有积滞型便秘的孩子除了便秘表现外，还伴有口臭、手脚心发热，晚上睡觉爱蹬被子。因为食物积滞，孩子的肚子会发胀，拍着咚咚作响，跟小鼓一样。

对付这类便秘，导滞、清热是关键，闫永彬大夫推荐的中药是枳实导滞丸。这个方子和麻子仁丸一样，也很经典，且配伍方便。

♨ **药方：**大黄 30 克，枳实、神曲各 15 克，茯苓、黄芩、黄连、白术各10克，泽泻6克。研为细末，做成梧桐子大小的丸剂，日服6~9克。

方中大黄苦寒泻下，攻积泻热为君药；枳实行气导滞而除胀，神曲消食化滞而和胃，共助大黄以攻积导滞，为臣药；黄芩、黄连苦寒清热燥湿；茯苓、泽泻利水渗湿；白术健脾燥湿，使攻积而不伤正，均为佐药。诸药相伍，使食消积去，湿化热清，则便秘自愈。

除此之外，对于积滞稍轻的孩子，闫大夫还推荐了一个茶饮方。

♨ **药方**：取焦三仙、决明子、厚朴各10克（3岁以下孩子再减少一半药量），泡茶喝。

焦三仙消积化滞，健运脾胃，是焦麦芽、焦山楂、焦神曲的合称。这是因为这三味药均有良好的消积化滞功能，其中焦麦芽善于消化淀粉类食物，焦山楂善于治疗进食肉类或油腻过多所致的食滞，焦神曲则利于消化米面食物。三药合用，能明显地增强消化功能。因此，临床上医生常将三药合用并称为"焦三仙"。

决明子味苦，性微寒，归肝、大肠经，除了被众人所知的"明目"功效，它还是一个润肠通便的好手。厚朴也是行气消积的常用药，现代药理研究证实，它的挥发油味苦能刺激味觉，反射性引起唾液、胃液分泌、胃肠蠕动加快。

上面这个茶饮方非常方便，用开水冲泡当茶饮，便可帮助孩子清热排便，非常方便。

（2）虚秘

中医中的虚实之辨，是八纲辨证（辨别疾病的虚实、寒热、阴阳、表里）的内容之一，主要辨别身体强弱与病邪盛衰。虚，指的是正气虚。实，指的邪气实。所以说，虚性便秘与热性便秘不同，虚秘是病在自身，可能是因久病、重病后正气不足，气血亏损，或是素体虚弱、后天失调、营养不足等等原因造成无力排便。

就好比是汽车跑不快，不是汽油质量的问题，也不是驾驶员技术的问题，而是车子的动力比较弱。虚秘的孩子，身体正气不足，无法把肠道里的粪便排出体外。

根据中医"虚则补之"的治疗原则，这个时候可不敢再让孩子吃清热消食类的泻药了，不然将耗伤正气，只会让便秘更加严重，这个时候要选用党参、当归、太子参、黄芪这类温补气血的药物来补充正气。

虚秘又可细分为气虚、血虚和阳虚。

中医所说的气是指人体内运动不息且极细微的精微物质，具有温煦、推动、固摄、防御等作用，而人体排便最需要的便是气的推动作用。我们在排便的时候，总会先在腹中憋一股气，然后靠气的推动作用将粪便排出体外，这里所表现的就是气的推动作用。

有的宝宝，大便质地还行，但排便时间总比别人长，还往往把自己累得满头大汗、气喘吁吁，这个时候家长们就要考虑是不是孩子体内推送大便的"动力"不足了。

一般来讲，气虚便秘的孩子平日里体质就不好，或是刚刚大病初愈，面色不佳、懒言乏力、爱出虚汗，如厕时虽有便意但排便乏力，感觉使不上劲，便后则汗出气短，身疲力乏。家长们可借助这几个信号进行确认，此时排便困难是果，其因是"气虚"。

对于气虚型便秘，闫大夫推荐了一个食疗方法，就是用补气的党参和黄芪煲鸡汤喝。

♨ **药方**：老母鸡半只、黄芪10克、党参10克、红枣5粒、生姜3片，先将老母鸡洗干净，去掉鸡屁股，凉水下锅，水开后汆2分钟捞出。然后再将黄芪、党参和红枣用清水洗干净，生姜去皮，

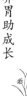

健脾养胃助成长 第一篇

洗净切片。随后，高压锅中加入清水，水量可以根据自己的喜好加，但一般要没过食材，并放入老母鸡、黄芪、党参、红枣、生姜，选择"煲汤"档或上气后转中小火炖40分钟即可。最后加入调味品，即可食用。不过，小孩子服用前最好撇掉鸡汤上面的鸡油，这样只补气血而不增加油腻。

党参质润气和，具有健脾胃、补气血的功效。黄芪亦是补气良药，且黄芪以补虚为主，具有补而不腻的特点，与党参配伍效果更好。红枣补血生津，人体气血不分家，血能化气，气能载血，津血充足则气也会足够旺盛。若是孩子不爱喝鸡汤，可以直接拿补中益气的党参、黄芪泡水喝，加点红糖调味，孩子喝起来肯定美滋滋的。

上文提到了气血不分家，不过有的人是气更虚，有的人是血更虚，而血更虚者往往易患血虚型便秘。

血运行于脉中，环流周身，时刻濡养着脏腑百骸。正是有了血液的濡养，我们的脸色才得以红润，肌肉才得以壮实，毛发才得以亮泽，粪便才得以软滑，拉起来毫不费力。

如果血虚津亏，粪便得不到滋润，就会干结不通。对于血虚型便秘者拉的大便，闫大夫用了一个非常生动的词形容——秘结如栗，栗子大家都见过，干干硬硬，色泽暗黑，血虚型便秘者拉的大便就和它差不多。

同时，因为血虚，孩子还表现为面色萎黄无华，嘴唇、舌体、指甲颜色淡白，俗话说就是"毫无血色"，同时伴有头晕目眩、心悸心慌等不适感。此时宜用滋阴养血润燥之药治之，以增津液，润肠道，通大便。

闫大夫推荐的验方是当归补血汤，这个方是由古代名医李东垣创造的，具有益气生血的功效。大家可以直接去医院找中医大夫开颗粒剂，也可以自己去药店买材料，很简单。

🍵 **药方**：30 克的黄芪和 6 克的当归，以水煎汁，空腹时温服，效果立竿见影。如果是 3 岁以下的孩子，药量减半。

黄芪补气，当归补血，而且当归自身也有通便的功效，气血足了，就像是河道里涨满了水，舟船自行。

除了气虚和血虚，临床上还有一种常见的虚性便秘——阳虚便秘。这主要是由于小儿肾阳不足而导致的一类便秘。

肾主二便，司职大便、小便的开阖。但是呢，肾脏也是身体的打工仔，万一哪天没吃饱饭，或是工钱没发到位，工作积极性不高，懈怠渎职，那就会出现拉大便不及时或是不给力的现象。

患有阳虚型便秘的孩子，除了一般的便秘表现，还兼有虚寒症状，因为肾阳对全身具有温煦作用，一旦不足人就会表现得特别怕冷。患有热秘的孩子晚上睡觉蹬被子，但患有阳虚秘的孩子晚上睡觉裹被子，小手摸起来发凉，小便色清，活跃度也不高。

对于这类便秘患儿，闫大夫推荐验方为济川煎。方中之药也是临床常用药，大家可以直接去药店买中药颗粒，住在中药店附近的家长们也可以自己配，这样药效更有保障。

🍵 **药方**：当归 15 克、牛膝 6 克、肉苁蓉 9 克、泽泻 4.5 克、升麻 3 克、枳壳 3 克。加水 200 毫升，煎取 160 毫升，空腹分两次温服，日一剂。对三岁以下的孩子药量减半。

方中肉苁蓉温肾益精，暖腰润肠，为君药。当归养血润肠，牛膝补肾壮腰，善于引药下行，均为臣药。枳壳宽肠下气而助通便，升麻轻宣升阳，清阳得升，浊阴自降，有欲降先升之妙，共为佐药。因患者肾虚气化失职，水液代谢失常，所以又以泽泻甘淡利水为使药。诸药合而用之，具有温肾益精、润肠通便的功效。

此外还有一个茶饮方，各位家长可以试一下，就是取肉苁蓉、菟丝子泡茶喝，每次不用太多，取 5 到 10 克就行。肉苁蓉和菟丝

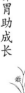

健脾养胃助成长 第一篇

子都是补益肾精的中草药，以此泡水喝是一个简便有效的小验方，用在症状不严重的孩子身上效果非常不错。

（3）器质性便秘

因肠功能紊乱引起的便秘叫功能性便秘，如上文所说的热性便秘、虚性便秘。临床上，除了功能性便秘外，还有一类便秘是由于脏器的器质性病变所致，医学上将其称为器质性便秘。比如，孩子原本患有肠粘连、甲状腺功能减退、肛裂，继发便秘。在这种情况下肠粘连、甲状腺功能减退、肛裂属于原发病，而便秘则属于继发病，治疗时应把问题重点放在原发病上。

器质性便秘的种类很多，任何一种疾病在某种情况下都存在诱发便秘的可能，但是闫大夫根据多年的临床经验，总结了生活中最为多见的三类器质性便秘：肛裂导致的便秘、先天性巨结肠导致的便秘和结肠冗长症导致的便秘。

①肛裂导致的便秘：不少家长会遇见这样的情况，就是一些尚不能表达的小孩，平常乖巧可人，可一到排便的时间孩子就哭闹不止，百般抗拒。其实，从孩子的哭声中我们就可以提取出一些信号，孩子为什么会哭，最有可能的原因就是"疼"，而什么原因会让孩子平常不疼，排便的时候疼呢，答案肯定在肛门处。

成年人肛裂的时候排便尚疼得呲牙咧嘴，更别说咿呀学语的小孩子了。闫大夫说，肛裂和便秘的关系是互为因果的，便秘引起肛裂，肛裂又加重便秘。孩子肛裂后，因疼痛排斥排便，能忍则忍，久而久之引起便秘，粪便更为干硬，便秘又使肛裂进一步加重，形成恶性循环。

有时候很多家长不解，明明用上了便秘药可为什么不见效果，这是因为孩子因肛裂而排便疼痛，强忍着不便造成的。

如果小儿排便时哭叫，便中带血丝，这个时候家长们应细心留意下孩子存不存在肛裂，观察下孩子肛门周围有没有疮面，如果存在那便是肛裂，想要从根本上解决便秘，就必须先把肛裂问题解决掉，让孩子怀着一颗轻松的心情排便。

对于这种情况，闫大夫推荐带孩子去医院请肛肠科大夫会诊，一般肛肠科都有自制的润滑油，给孩子抹一点，排便疼痛就会缓解很多。

②先天性巨结肠导致的便秘：先天性巨结肠属于小儿常见的先天性肠道畸形病症，就是有的孩子生下来直肠或结肠远端的肠管存在持续痉挛段，肠道痉挛的时候非常疼痛，而此类患儿就是因为远端肠管神经节细胞缺少或功能异常，使肠管处于痉挛狭窄状态，肠管通而不畅，粪便淤滞于近端结肠，使近端肠管代偿性增大，肠壁增厚，排便困难。

对于此类疾病，家长无须自己做出判断，因为如果婴儿出生48小时内无胎便排出或仅排出少量胎便，医生、护士就会告知其家长并给予相应的治疗措施了。

不过对于一些轻微的、难以察觉的巨结肠病，因为症状不典型，在医院没有查出来，小儿回家后只是阶段性地出现便秘症状，也不严重。这个时候家长也不用急着带小儿去医院治疗，注意观察就行，一般随着小儿年龄的增长，器官发育逐渐完善，此病慢慢就好了。

当然，对于严重的巨结肠病，家长们还是要听从大夫的安排尽早做手术，因为粪便排不出去会引发感染，那么小的孩子，一旦感染后果不堪设想。

③结肠冗长症导致的便秘：结肠冗长症，这个很好理解，就是孩子的结肠比正常小孩的要长，结肠增长了，类似于路途变远了，粪便在"路上"耗的时间太多，走到肛门处就没有"力气"了。因此，结肠冗长症也会引起慢性便秘。

对于这种类型的便秘，闫大夫建议家长采取保守治疗即可，就

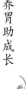

是根据上文所讲的功能性便秘证型给予中药保健治疗，平常多对孩子进行排便训练，定时让孩子上厕所，就算他没有便意，拉不出来，也要他在马桶上坐几分钟，建立排便意识。对于尚无自理能力的婴幼儿，家长要帮助孩子建立排便意识，同时确立一种语言或手势告诉孩子"现在是大便时间"。正常情况下，只要孩子排便顺利，随着年龄的增长，冗长结肠的影响就会慢慢消失。

三分治疗，七分锻炼。闫大夫说，有了病不要光想着吃药，对于便秘问题，咱们要注重功能锻炼，把吃药作为最后的手段。他在临床上遇见过许多患有便秘的孩子，其患病过程跟心理有关。比如一些孩子胆小，害怕抽水马桶的声音，于是抗拒排便。再比如一些孩子在幼儿园有便意时不敢举手向老师汇报，自己忍着。这就像狼来了的故事一样，当身体每次有便意信号发出时，大脑相应的排便功能区域都会做出反应，若对此反应置之不理，久而久之，就会使身体的排便机制失调，继而导致顽固性便秘。

所以，家长在生活中一定要帮助训练孩子的排便功能，让其多做排便动作，排不出来也无所谓，久而久之就会形成条件反射，排便就正常了。当然，对于经保守治疗没有效果的器质性便秘，还是要适时进行手术治疗。

7. 按揉"龟尾"和"七节骨"促排便

便秘是小孩子的一种常见病，粪便就是身体的垃圾，垃圾排不出去就等于身体的毒素清不出去，做家长的当然着急上火。

儿童便秘主要有两大类，一种属于功能性便秘，另一种属于先天性肠道畸形所致，比如巨结肠症导致的便秘。后者要通过手术等方式解决，但是对于功能性便秘，中医推拿则是特长，孩子不吃药、不受罪，舒舒服服地被按几下，大便就可以通畅了。我在门诊上亲眼所见，一个三天不解大便的孩子，就被我们医院的推拿老专家高清顺老师用双手神奇一按，立马就有了便意。

后来经高老师解释，原来是因为身体有两个可以让孩子排便通畅的穴位，那就是"龟尾"和"七节骨"。

龟尾穴位于人体臀部的尾椎骨处。中医认为揉龟尾穴能通调督脉之经气，可以调理大肠，对通便有一定效果。揉龟尾时家长用大拇指指腹轻按于龟尾穴上，然后做轻柔缓和的回旋转动，以 300 次左右为宜。

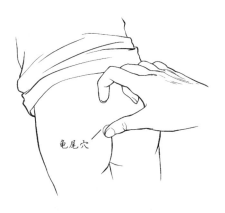

龟尾穴

而龟尾向上约 4 寸的地方便是人体的七节骨。此穴对调理二便也有非常好的功效，向上推温阳止泻，向下推治便秘等症。下推七节骨时，让患儿俯卧，家长用拇指桡侧或食指、中指两指的螺纹面，自第四腰椎向尾骨端直推，少则 60 次，多则 100 次，一般擦至皮肤发红为度，能泻热通便。须注意的是，宝宝的皮肤还很娇

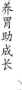

健脾养胃助成长　第一篇

嫩，为了防止摩擦力度过大，家长在推拿之前最好在手上擦一点爽身粉或者植物油，这会使孩子更舒服一点。

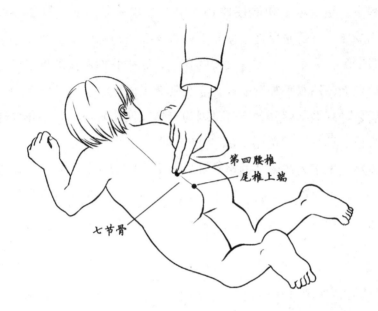

第四腰椎

尾椎上端

七节骨

高老师说，现在孩子患便秘主要跟吃的食物有关，如今孩子生活条件好了，天天吃高蛋白食物，比如牛奶、鸡蛋、各种肉制品等。高蛋白食物虽然对孩子生长发育有好处，但过犹不及，因为高蛋白食物不容易消化，加上孩子天生脾胃娇嫩，吃多了容易导致积滞便秘。

❖ **注意**：要想预防便秘，改善饮食是关键，今后爸爸妈妈们要争取把胡萝卜、青菜、竹笋、薯类、玉米等纤维食物变成餐桌上的主角，而麦片、蛋糕、饼干、牛奶这些高蛋白食物适量锦上添花就可以了。

8. 专治儿童腹胀的天枢穴

有时候，孩子的肚子会胀得跟鼓一样，敲起来咚咚作响。

这是因为，孩子的肠胃内集聚了过多的气体，就像吹气球一样，孩子的肚子被"吹"大了，从中医来讲这属于气滞。

胃肠属腑，以通降为宜，气滞则会出现通降障碍，发生胀、痛等症状。

那肚子里的气体从何而来呢？主要有三个方面：

第一是食物本身含气，比如可乐、雪碧等碳酸饮料。有的孩子喜欢喝碳酸饮料，一下子喝得太多，饮料释放出的二氧化碳很容易引起腹胀，影响食欲，甚至造成肠胃功能紊乱。

第二是进食的食物产气，比如洋葱、豆类、韭菜、生葱、生蒜、芹菜等，这些食物经肠道细菌充分发酵后，会产生很多硫化氢、氨气。这些气体蓄积在肠道中，便会引起胃肠胀气。特别是现在的小孩子喜欢吃洋快餐，左手炸薯条，右手可乐，让它们在肠胃里来个大碰头，从而产生化学反应，更容易引起肚胀。

第三则是孩子本身脾胃不好，食物积滞，不消化，进而出现肚胀。

孩子肚胀，眼泪汪汪地喊着不舒服，作为家长自然是心疼得不得了。不过，家长们也不用过度担心，无须让孩子打针吃药，人的腹部有个专门治疗肚胀的穴位，叫天枢穴。

健脾养胃助成长　第一篇

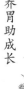

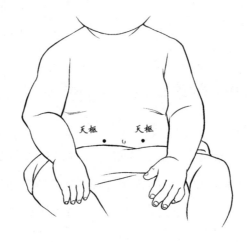

　　天枢穴属于足阳明胃经，是手阳明大肠经的募穴，位于脐旁两寸，犹如天地交合之际，是脾胃升降清浊的枢纽。

　　如果把我们的腹部比作交通繁忙的十字路口，那天枢穴就是红绿灯，起着疏通交通、引导通行的作用。所以，天枢穴对人体的主要作用就是疏调肠腑、理气行滞。大量实验和临床验证，针刺或艾灸天枢穴对于改善胃肠功能，消除或减轻肠道功能失常而导致的各种证候，具有显著的功效。

　　操作的时候，让孩子平躺在床上，家长手掌放在孩子腹部，用中间三个手指下压，按摩此处各约2分钟，能快速疏通积滞在肠胃的气体，缓解腹胀。

　　同时，为了增强疗效，如果患儿下腹胀得厉害，可以兼揉气海穴。如果上腹胀得厉害，可以兼揉上脘穴。人体气海穴位于下腹部，前正中线上，当脐中下1.5寸处。气海，顾名思义就是气的汇聚之处，如同大海。刺激此穴也可以理气消滞，缓解肚胀。上脘穴在上腹部，前正中线上，当脐中上5寸，能和胃健脾、降逆利水。

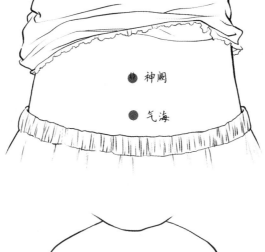

神阙

气海

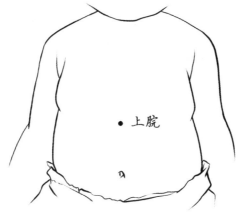

上脘

大家按揉天枢穴的时候可以配合上述两个穴位，效果会提升一大截。这是全国著名推拿老中医高清顺的经验。

健脾养胃助成长

第一篇

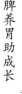

9. 补脾土治小儿腹泻

　　如果大家愿意花时间学习人体机理知识，会发现里边其实有很多乐趣。

　　就拿胃和脾来说吧，它们两个的功能合在一起就像是电梯的动力设备一样，一个负责把水谷所化的糟粕运下去，一个负责把水谷所化的精气升上来，做着相对的升降运动。

　　所以，中医把胃的功能概括为"降浊"，把脾的功能概括为"升清"。

　　脾主升清，升即上升之意，升清是脾气的运化特点。食物进入人体后经过消化，会分解成两个部分，一部分是对人体有用的水谷精微，一部分是没有用的糟粕。糟粕经过胃的降浊输送到大肠排出体外，而营养物质则经过脾气的升清上升于心、肺、头目，以营养全身。因此，中医有"脾气以升为健"的说法。

　　试想下，如果脾胃不健，脾气不升反降会是什么后果，那就是水谷精微不往上输送，反而随着糟粕一块往下走，排出体外，这便成了腹泻。

　　由此可见，孩子腹泻虽然症状在下边，但是影响却在人体上部，是上部营养的丢失。

　　长期腹泻的孩子会出现面色萎黄，形体消瘦，神疲倦怠，舌淡苔白等脾虚表现。

　　孩子腹泻是由于脾的升清功能受到制约，所以应该"补脾土"。

补脾土的方法有很多，对家长来说，易操作、效果佳的手法主要有：捏脊、上推七节骨、摩腹、推三里穴。

捏脊是以手捏拿小儿背部脊中线的推拿方法。捏脊要从下往上捏，家长先把孩子放平，令其俯卧，然后两只手呈空拳状，小指、中指、无名指自然弯曲，食指半曲，拇指伸直并对准食指的前半段，各指要自然。然后自尾椎和肛门之间的长强穴，按照推、捏、捻、放、提的先后顺序捏到颈部下端的大椎穴，一般要捏6~8次。

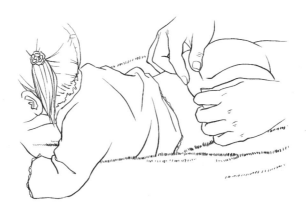

捏脊有调整阴阳、健脾和胃、疏通经络、促进气血运行、改善脏腑功能等作用。通过捏脊还可以提高患儿的血清胃泌素含量，促使患儿增强食欲，增加体重，改善脾胃功能。

七节骨穴是从尾骨端到第四腰椎的一条直线，属于线型穴位。从此穴向上推可温阳止泻，向下推可泻热通便。上推七节骨就是家长用拇指桡侧或食指、中指两指螺纹面自尾骨端直推到第四腰椎。以100~300次为宜，推至皮肤发红为度，能温补脾气，通阳止泻。

摩腹时，家长用手掌以肚脐为中心，做圆规揉腹动作，但一定要记住按顺时针方向，大概要揉50~80次。相信只要揉上几分钟，孩子的肚子就会暖洋洋的。

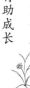

健脾养胃助成长　第一篇

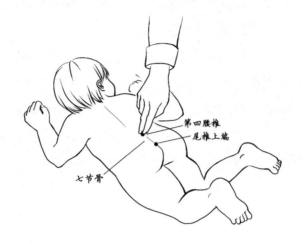

第四腰椎
尾椎上端
七节骨

　　足三里穴是胃经的第一要穴，但是脾胃互为表里，临床上是不分家的，健胃就是益脾。这个穴位很好找，我们身体膝关节处有一个髌骨，髌骨下两边有两个坑，叫膝眼穴，内侧的叫内膝眼，外侧的叫外膝眼。外膝眼往下四指，胫骨的前缘一横指，这个位置就是准确的足三里穴。每天用大拇指或中指按压足三里穴一次，每次每穴按压5分钟，每分钟按压15~20次，可以调理脾胃、补中益气、扶正祛邪。

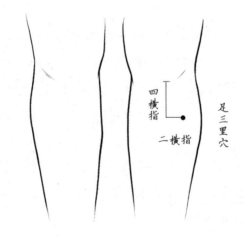

四横指
二横指
足三里穴

以上介绍的几个推拿手法都可以治疗小儿腹泻，家长可以配合着使用，记住孩子腹泻就去补脾土。

10. 勤洗手防腹泻

很多家长可能不知道，孩子的一些病是从手上来的。这一点，我这个当父亲的深有体会。现在，我的儿子三岁多了，仍然是用手抓着菜往嘴里填，平时还喜欢吃手。而且，小孩子每天会用手摸过很多东西，食物、玩具、地板、电梯等，可以说，每天要经手吃进嘴里很多细菌。有研究表明，一只没有洗过的手带有 4 万~40 万个细菌，其中更是包括了痢疾杆菌、金黄色葡萄球菌、大肠杆菌等这些容易引起腹泻的菌种。

所以说，如果孩子不及时洗手，或洗手除菌不彻底，有害细菌就会通过两只胖胖的小手，进到嘴里，进而侵入身体里，孩子就容易得病。

我曾问过我们医院治疗儿童腹泻很有经验的都修波大夫，都大夫说治疗腹泻他并不比别人高明，而是愿意在细节之处下功夫。对每一个前来就诊的腹泻患儿，他都反复向家长强调洗手的重要性，指导正确洗手的方法。只要手部卫生护理好了，便能大大减少孩子接触细菌的概率。

家长们可千万别小看了洗手这样的小动作，据相关研究显示，如果我们选择用流水洗手的话，可以洗去手上 80% 的细菌，如果用洗手液洗，可洗去手上 99% 的细菌。所以，洗手是日常生活中最简

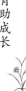

健脾养胃助成长　第一篇

单有效的防止腹泻的第一道防线。

但是，很多家长在给孩子洗手方面往往只是停留在形式上，有的只是简单用湿毛巾为孩子擦擦手，有的只是胡乱沾点水，香皂、洗手液这些一概不用，这样洗手的质量并不是很高，洗了等于没洗，孩子吃饭的时候还是能把细菌吃进肚子里。那该如何掌握正确的洗手方法呢？家长们不妨学学科学的六步洗手法。

第一步：掌心相对，手指并拢相互摩擦。

第二步：手心对手背沿指缝相互搓擦，交换进行。

第三步：掌心相对，双手交叉沿指缝相互摩擦。

第四步：一手握另一手大拇指旋转搓擦，交换进行。

第五步：弯曲各手指关节，在另一手掌心旋转搓擦，交换进行。

第六步：搓洗手腕，交换进行。

❖ **注意**：操作时最好用流水洗手加肥皂擦洗，这样可以把90%以上沾在手上的微生物洗干净。大家看，洗手是不是一种实惠而又有效的防病方式，每天花上个十几秒钟就能保证身体健健康康。

此外，中医认为治疗腹泻的关键在于调理脾胃，因为脾主运化水湿，平常的时候家长多熬一点山药粥、薏苡仁粥、莲子粥、红豆粥等给孩子吃，把孩子的脾胃养得棒棒的，孩子就不会经常腹泻了。

11. 清胃火防治孩子吐奶或呕吐

孩子吐奶和呕吐在生活中也非常多见，有时候小孩子吃多了，就会发生呕吐，如果是婴儿就会吐奶。中医认为，不论是吐奶还是呕吐都是由于胃中有火，火性炎上，胃气在胃火的助力下不降反升，就把胃中的食物给带到了咽喉。

胃的上边是个"田"字，田是用来种庄稼的，所以胃在身体中是用来承受日常所食的水谷的，故胃又有水谷之海之称。胃的功能可以用"主降浊"来概括，这一点很好理解，食物进入胃中被打磨粉碎后下一步肯定去往肠道，在肠道进一步被吸收消化后，营养物质被吸收，废物被排出体外。如果胃中的食物不往下走，而往上走，这肯定是不正常的。所以，中医认为"胃气以降为顺"，胃气不降则食物就会随胃气上行，吃什么吐什么。

此时，家长应该帮助孩子尽快消食和清脾胃之热。按照这个思路，在推拿手法上可选择清补脾经，清胃经，揉板门、足三里，摩腹。

脾经穴在拇指桡侧赤白肉际处。补脾经是从指尖推向指根，能健脾胃、补气血。清脾经则从指根推向指尖，能清热化湿、利痰止呕。清补脾经时家长用左手握患儿之左手，同时以拇、食二指捏住患儿拇指，使之微屈，再用右手拇指自患儿拇指尖向拇指根来回推之，次数为 100～500 次，这样能够促进消化。

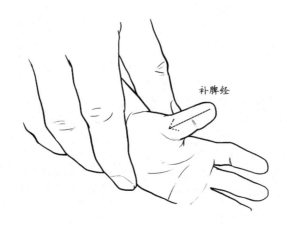

补脾经

胃经在手掌大鱼际桡侧赤白肉际处。用拇指或食指自掌根推向拇指根，称为清胃经。反之为补，称补胃经。孩子吐奶、呕吐是因为胃中有热，应以清为主。清胃经能清中焦脾胃湿热，和胃降逆，泻胃火。次数为 100～500 次。当然，家长也可以清补结合，但应注意清的次数要大于补的次数，比如清胃经 300 次，那补胃经应该控制在 200 次。

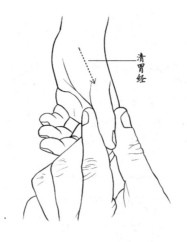

清胃经

板门穴位于小儿手掌大鱼际处，板门穴不是一个点，而是一个椭圆形的面状，所以又好找又容易操作。操作时家长左手握住小儿的手指，用右手拇指按揉300～500遍。按揉板门的时候，家长应掌握"顺补逆清"的原则，选择逆时针按揉的方式。按揉此穴能健脾和胃、消食化滞、运达上下之气，使胃气和降。常按板门穴还可以让您的小孩儿吃得饱，睡得香，身体棒。

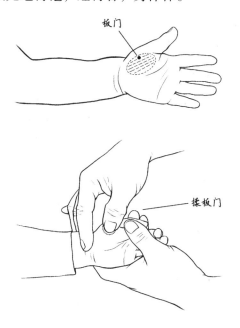

足三里位于外膝眼下四横指、胫骨边缘。推拿歌诀上说"肚腹三里留"，也就是说治平常消化系统上的疾病，你找足三里帮忙准没有错。足三里是足阳明胃经上的一个大穴，之所以称之为"大穴"，是因为它主管着人的后天脾胃之本，能调理脾胃、补中益气、通经活络、调节机体免疫力、增强抗病能力。家长用拇指指尖轻按揉小儿左右足三里各100次，能促进消化。

健脾养胃助成长　第一篇

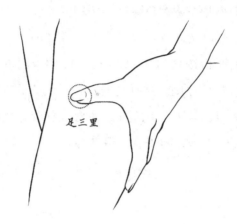

足三里

　　当以上四个穴位都操作完了，咱们再来个"工作总结"，也就是摩腹。中医里讲，我们的腹部为"五脏六腑之宫城，阴阳气血之发源"。人们脾胃不和，肚子不舒服时，都会不自觉地按揉肚子，这其实就是摩腹手法的雏形。按摩时以肚脐为中心，按逆时针方向盘旋绕揉，力量要保持均匀，呼吸要保持平稳，每次 15 分钟左右。

　　现代医学认为，摩腹可使胃肠及腹部的肌肉强健，促进血液及淋巴液的循环，使胃肠的蠕动加强，消化液分泌增多，消化功能改善。胃中的食物得到了充分的消化和吸收，胃热就会慢慢消散，身体也就随着康复了。

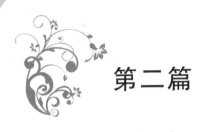

第二篇

孩子常见外感疾病防治常识

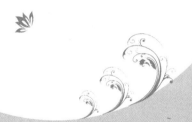

1. 孩子感冒发烧，推推就好

感冒是小儿经常出现的一种疾病，孩子感冒时会伴随着许多不适症状，比如食欲不振、发烧、咳嗽、流鼻涕等。高老师说，孩子感冒发烧，不建议马上使用退烧药将体温降下来。因为发烧是孩子自身免疫系统抵抗疾病的表现，这个时候最好不要用药物进行干预，而应选用非药物疗法，如推拿等帮助孩子进行全身调理。

对于一岁以内的小孩，家长可以选择给孩子清心经，清肝经，或者是推三关、推六腑；对于一岁以上的小孩，可以为其捏脊，如伴有咳嗽，一并揉大椎、风门、肺俞。

心经位于小孩子中指末节螺纹面，清心经就是用拇指螺纹面着力，从指根方向向指尖方向直推 60～100 次。这样可以清热泻火、养心安神。

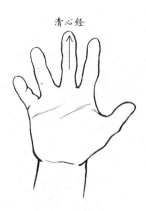

清心经

肝经位于小儿食指末节螺纹面，清肝经就是用拇指螺纹面着力，从指根方向向指尖方向直推60～100次。可以平肝泻火、息风解郁。

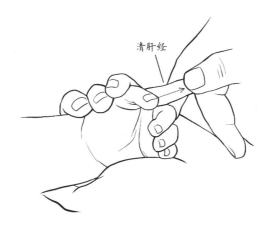

三关的位置在前臂桡骨侧（拇指侧），腕上肘下成一直线处。推三关就是用拇指桡侧面或食、中指面自腕推向肘，次数在100～300次。

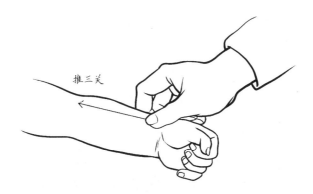

六腑穴在前臂伸侧面尺侧缘（小指侧），腕上肘下成一直线处。操作时用拇指或食、中指面自肘推向腕部，称推六腑，次数在100～300次。

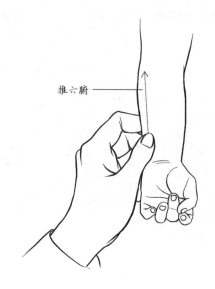

推六腑

　　清心经，清肝经，或是推三关，推六腑，无论哪组手法对风寒和风热感冒都可以适用，均可以起到解表退热的作用。不过，如果在孩子感冒初期，风寒症状表现明显的话，家长推的时候可以借助于生姜温阳散寒的功效，先将生姜切片用医用酒精浸泡四五个小时，然后双手蘸点浸泡的姜汁水。

　　此外，对一岁以上的孩子，家长就可以选择更为有效的捏脊疗法。脊柱是人的督脉循行部位，按摩督脉可以激发人体正气，抵御邪气。

　　操作时家长先把孩子放平，两只手呈空拳状，小指、中指、无名指自然弯曲，食指半曲，拇指伸直并对准食指的前半段，各指要自然。捏脊时自大椎穴（当我们低头时颈椎处有一个凸起较高的骨头）往下，捏到尾椎和肛门之间的长强穴。

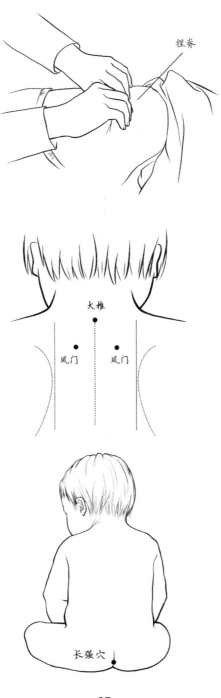

捏脊

大椎

风门　　风门

长强穴

孩子常见外感疾病防治常识　第二篇

注意要按照从上往下的顺序，因为中医推拿学认为从上往下为清，从下往上为补。操作时每到大椎、风门这两个穴位时应提三下，提的深度、力度要看小孩的耐受力，最后再用手掌根按揉左右侧肺俞穴各 30 ~ 50 次。如此循环为一次，根据小儿的病情及体质可捏拿 4 ~ 8 次。

此外，捏脊最好在早晨孩子空腹的时候进行，以防止由于他们哭闹而引起呕吐。而且对于初次接受捏脊的孩子，家长在力度上一定要先轻后重，让孩子慢慢接受。

2. 养阴润肺止干咳

不少家长反映说，孩子没有感冒发烧，依然会出现咳嗽症状，而且往往以干咳居多，就是咳嗽无痰或少痰。

孩子干咳时虽然不痛不痒，但是长期干咳不止却会影响休息和睡眠，增加体力消耗，往往能诱发其他疾病。

西医治疗干咳多以镇咳药为主，但是镇咳药对孩子的中枢神经有抑制作用，如果孩子干咳不严重则不建议使用，这时不妨试试中医疗法。中医认为，肺主呼吸，肺气一升一降则气机正常，如果宣发、肃降功能不协调则气机失常，表现为咳嗽，而咳嗽无痰或少痰则提示肺阴亏虚、津液不足，应养阴、润肺、清燥、止咳。

具有润肺止咳功效的穴位主要有大椎、风门、脾俞。

大椎穴位于背部正中线上，第七颈椎棘突下凹陷中，主治咳嗽、气喘等外感病。因为此穴阳气充足满盛如椎般坚实，故名大椎。

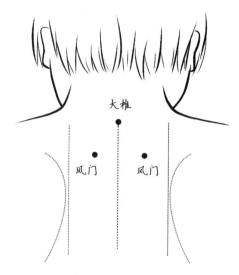

风门穴位于背部，从朝向大椎下的第二个凹洼（第二胸椎与第三胸椎间）的中心，左右各2厘米左右之处。风门的意思就是风的出入之门户，我们知道风邪最容易犯肺，所以此穴也擅长治疗外感风邪引起的感冒、咳嗽之症。

脾俞位于人体第十一胸椎棘突下，旁开1.5寸处，脾俞穴有健脾和胃、利湿升清的功效，能补充人体津液。

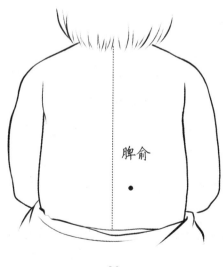

孩子常见外感疾病防治常识　第二篇

按摩的时候家长以拇指指腹以顺时针的方向按揉，每次按揉15分钟左右，每天可按揉1~2次。此外，家长还可以选一些滋阴润肺的中草药给孩子泡茶喝，如沙参、玄参、麦冬、玉竹、百合、五味子、浙贝母、桑叶、桑白皮等。推拿和中药并用，能提升疗效。

3. 流感到底是什么东西

很多家长非常害怕自己的孩子得流感，这其实是因为对疾病不了解。流感这个词我上小学就听过了，自己都不在意。但是，有了孩子以后，就不一样了。有家长问我这个问题，我就赶紧问了一下我们医院的黄甡大夫。

黄老师说，要想知道什么是流感，得先弄清它和普通感冒有什么区别。从发病时间来讲，普通流感没有季节性，每年都会出现。而流感则不同，流感是流行性感冒的简称，它会在某个时间段内高发，出现流行病学的特点，如爆发、集中、流行。并且，不分大人小孩，都会感冒。有时候在一个家庭或者某个班级里，很多人都会出现症状相似的感冒，这就是流感。而普通感冒则没有这个特点。

流感病毒主要通过呼吸道进行传播，一般来讲，流感病毒就存在于空气中，如果有些孩子本身体质比较差，或者受了寒，这时候就容易感染流感病毒。当然，也有一些患有鼻炎的孩子，多采用张口呼吸的方式，这时候也容易感染流感病毒。总之，流感病毒以口鼻传播为主。需要提醒的是，流感病毒同其他病毒一样，必须达到一定的密度才具有传染性，所以咱们当家长的要注意，冬天尽量少让孩子在空间密闭、人又比较集中的场所久待，以免引起传染。在家里、教室里也要注意，定期开窗通风，以避免病毒快速繁殖。

现在，很多家长都会在家里备一些防治感冒发烧的药物，这时候可以分型辨证给孩子使用。从中医上讲，流感同普通感冒一样，也分风寒感冒和风热感冒。如果孩子表现为咽腔不红、流清鼻涕、舌质不红、痰白，这时候多为风寒感冒，可以切一两片生姜，用一段葱白，熬水，再根据孩子的口味加一些红糖，熬水给孩子喝。生姜味辛，性微温，归肺、脾、胃经，具有解表散寒、温肺止咳、解毒的功效，常用于风寒感冒。红糖味甘甜，和中助脾。大葱也是辛味，同时还有发散通阳的作用。这个方子通过生姜和大葱的发散，再加上红糖鼓舞中焦正气，从而达到治疗风寒感冒的目的。

如果孩子患的是风热感冒，现在也有很多可以治疗风热感冒的中成药，家长可以给孩子服用，比如感冒冲剂、银翘解毒颗粒、维C银翘片等。

如果孩子发烧，可分两种情况处理。由于发热本身就是人体抗邪的反应，如果在38.5℃以下，不建议用退烧药，可以用温水给孩子擦浴进行物理降温。当然，如果超过38.5℃，可以在家里给孩子吃点解热镇痉的药，或者外用退热贴等。需要提醒的是，当孩子发热超过38.5℃的时候，由于五岁以下的小孩子体温调节中枢发育不完善，因此体温过高时容易出现抽风，这时候还是要及时给孩子使用退烧药进行退烧。

由于感冒的孩子中90%以上都是病毒感染所致，因此多喝开水、注意避风，一般情况下一周即可自愈。但是，也有一些孩子需要及时治疗，比如，有一些孩子体质比较差，一感冒就高烧不退，这时候要及时到医院进行治疗。还有一些孩子伴有先天性心脏病等疾病，这时候也应及时到医院治疗。

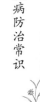

孩子常见外感疾病防治常识　第二篇

感冒的时候，人体会出现全身无力的情况，这时候，主要是人体的正气都去抵抗"外邪"去了，也就是说，人体的免疫系统都去消灭病毒了，当然就会出现全身无力的症状。所以，这时候可以多吃些易消化、清淡的饮食，多喝水，及时补充体力。

孩子一感冒，家长就非常担心，哎呀，我的孩子会不会得肺炎呀？那么，流感与肺炎怎么区别呢？一般来讲，感冒可出现剧烈咳嗽、发热等症状，肺炎也会。并且，由于肺炎的早期症状就是感冒，所以在发病初期，症状有交叉，不容易区分。

但是，肺炎有个典型的特点，那就是医生在进行听诊时可以听到肺炎患儿的肺部有啰音，进行胸部 X 光片检查时结果会提示有阴影。所以，肺炎患儿在发病一段时间后，随着病情的加重，肺部症状就会随之显现。当然，也有一些孩子自身体质比较弱，一患上肺炎就会出现发烧、咳嗽、啰音，这时候对于医生来讲就非常容易区分。

4. 有的孩子为什么会反复感冒

现在在门诊上，经常见到一些反复感冒的孩子。造成反复感冒的原因，一般跟孩子体质差有很大关系。现代社会，人们的物质条件比较丰富，不愁吃穿，孩子又大多是独生子女。衣服穿得又厚又暖，吃得又好又饱。穿得过暖，身上容易出汗，这时候再一受风就容易感冒。吃得过饱，食积内热，晚上睡觉一翻腾，一踢被子，就感冒了。另外，过度治疗也是造成反复感冒的一大原因。很多家长就是见不得孩子生病，一生病就恨不得让孩子马上就好，中药西药一股脑儿都上了，导致孩子自身的免疫机能下降，从而诱发反复感冒。

再者就是不能适时护理。中医讲究四时养生，也叫适时养生，现在城市里的孩子，冬天有暖气，室内二十多度，室外几度甚至零下几度，这一冷一热，人容易感冒。夏天，外面三十多度，室内十几度，一热一冷，也容易感冒。夏天人体阳气最盛，要发散，要出汗，结果汗出不来，排不了毒。冬天是养肾精的时候，冬主收藏，此时应收敛人体的阳气。但是现在冬天室内二十多度，孩子汗津津的，再加上城市里比较讲卫生，天天洗澡，这也会让孩子大汗淋漓。《黄帝内经》中有句话叫"冬不藏精，春必病温"，这也是导致孩子呼吸道感染反复发作的一大诱因。我们常说，"欲要小儿安，耐得三分饥和寒"，就是这个道理。

既然是流行性感冒，当然不能忽略了传染问题。孩子会不会得流感，一方面是看孩子的抵抗力，即便是流感大流行，仍然会有很多人不会得流感，这就跟他的抵抗力强有很大关系。中医有句话，"正气存内，邪不可干，邪之所凑，其气必虚"，所以家长要注意，多增强孩子的抗病能力。另一方面就是抗体的问题。流感也分多种类型，如流感一号、流感二号等，有些孩子以前得过流感，身体里就有这种病毒抗体，当然就不会被传染了。但是，如果孩子的同桌感冒的话，也要注意预防，比如，多喝开水，适当的情况下可以戴口罩进行预防。

由于患病期间，正是人体的正气消灭外邪的时候，所以不宜进行体育锻炼，而要静养，从而帮助人体正气的恢复。如果参加体育锻炼，这时候再损耗阳气，反而容易造成病情迁延。另外，体育锻炼大多在户外进行，这时候人还容易受风，引起反复感冒。

孩子常见外感疾病防治常识

第二篇

有一个最最简单的治疗流感的方法，那就是多喝水。多喝水可以促进新陈代谢，帮助体内毒素的排出，有句话叫"水是世界上最好的药"就是这个道理。流感刚好是不能吃荤菜的，因为此时正是人体最虚弱的时候，要清淡饮食，让胃肠有个修复的过程，这时候如果再吃肉食，就容易增加胃肠的负担，造成疾病反复发作，这在中医上叫"食复"，意思是因饮食不当造成的疾病复发。打个比方，一个国家刚打完战争，正是百废待兴的时候，应该采取修养生息的方针，才能慢慢走向强盛。人体亦如此！但是经常有一些家长，在孩子病刚好的时候，就让其大量进食肉食，结果导致孩子病情复发。《黄帝内经》里有句话叫"热病少愈，食肉则复，多食则遗，此其禁也"，就是这个道理。

5. 孩子嗓子里的痰要这样化

想必每位家长都碰到过这样的问题，孩子嗓子里就好像有痰一样，咳嗽时的声音"空……空……"的，有时候呼吸重一点嗓子里就呼噜呼噜的。每每遇到这些情况，家长们就会很担心，这痰怎么消掉啊！我也是家长，也碰到过这样揪心的情况。

后来我就专门找到河南中医学院一附院儿科三区主任医师都修波，让他详细给讲了讲"小儿多痰"的问题！

小儿多痰，最常见的是两种情况。

一是呼吸道感染，如患有气管炎、肺炎，或者说处于气管炎、肺炎的恢复期。很多家长心里纳闷，孩子得了肺炎、气管炎，病都好了，就是嗓子里有痰，这"痰"是什么玩意儿啊？

从中医上讲，这类孩子嗓子里有痰，跟体质有关。一种是脾虚，中医说，脾主运化水湿，小孩子脾虚了，就会聚湿生痰。如果痰是白色的，而且比较稀，这是"寒痰"。寒则热之嘛。这时候就要采取温肺、健脾、化痰进行调理。用药就不说了，是大夫的事。家长怎么办呢？很简单，让孩子多吃山药吧。蒸着吃、煮粥吃、做菜吃，都行。想办法让孩子吃就可以了。爸爸妈妈们要注意啦，山药对孩子可是好东西啊，入脾、肺、肾三经，而且又是"平补"（平补就是进补的作用比较平和，孩子吃了一般不会出现上火等情况）。补脾，可以健脾化湿祛痰；补肺，可以强壮肺气，预防呼吸道疾病；补肾，可以提高孩子的免疫力。还可以用薏苡仁给孩子熬水喝，薏苡仁利湿的效果还是很好的，用其熬水喝可利湿化痰治病。家长们，动动手吧！孩子吃不吃，就看妈妈勤不勤啦！

既然有"寒痰"，肯定还会有"热痰"，有些孩子的痰是臭的、黄的，这时候就要清热化痰了。用三五片白萝卜、三五个川贝，熬水给孩子喝就可以了。白萝卜，消食积、通气、清热。川贝贵是贵了点，对孩子来说也是好东西啊，可润肺化痰止咳平喘。

二是饮食不节。还有很多孩子，虽然没有患气管炎、肺炎或者处于其恢复期，但是平时暴饮暴食，遇到好吃的就没有节制，这样就会产生食积，影响到脾胃的运化。中医上说，饮食不节，损伤脾胃，会导致运化功能失常，生湿生痰。对此，都修波大夫给家长提供了一个食疗方——用生山楂熬水喝。现在市场上山楂也非常好找，但是很多家长会有疑问，山楂不是只能消食积吗？其实，山楂除了可以"健脾开胃，消积化食"，还可以"活血化痰"。

孩子常见外感疾病防治常识　第二篇

6. 手足口病无须怕

　　很多家长跟我留言说，4~9月是手足口病的高发期，能不能发一些手足口病的防治知识。看来家长们对此也非常担心或揪心。

　　这一点我是有切身体会的，去年秋天我出差，中间媳妇打电话给我，说孩子好像得手足口病了。我让她带孩子去医院看看，果然是手足口病。拍了几张照片传给我，我一看，孩子的嘴里、手指缝里、脚上都是红疹和水泡。

　　当时我真的有点担心，但是并不太害怕，因为我对手足口病还是有一定了解的。不过通过电话里的语气我感觉家人挺害怕的。

　　正巧，我要跟我们医院儿科的周正教授等专家一起到新乡的一个村子去义诊。在去的途中大家坐在车上聊天，我就问了他关于手足口病方面的知识。周老师是一位非常受孩子家长们欢迎的大夫，对于手足口病他在门诊上也经常见到，所以讲起来也是滔滔不绝。

　　春夏时节是手足口病高发的季节，因为进入春天后天气逐渐回暖，自然界一些细菌、病毒等开始繁殖，如果降雨量再多一点，湿气加重，那更是为细菌、病毒提供了适宜的生存环境。像今年也就前一段时间多下了几场雨，麻疹、水痘、手足口病的患儿便如雨后的春笋，一茬一茬地冒出来了。

　　周正说，春夏时节，家长们一定要谨防宝宝患手足口病。因为春天以后，人们外出活动明显增多，大家都窝了一冬，都想借着春暖花开舒展舒展筋骨。特别是小孩子，玩起来无拘无束，见啥就抓，见谁抱谁，自身抵抗力也不强，这就为手足口病病毒的传播提供了可乘之机。

手足口病是一种儿童传染病。为什么叫"儿童传染病"呢，因为它的易感人群主要是 5 岁以下的儿童。5 岁以上的儿童也会接触手足口病病毒，但是由于自身抵抗力较强，很少甚至不会发病。而"手、足、口"强调的是症状部位特点，也就是说这个病的主要症状表现在手、足、口腔部位。

如果家长发现孩子身体出现三处以上的红疹，甚至有水泡，特别是在指（趾）缝中、手掌、足部、口腔这些部位，那孩子就有感染手足口病的危险，应尽快去医院确诊。这里需要提醒各位家长的是，患手足口病后不一定会发烧，因为手足口病病毒有两种，柯萨奇病毒和肠道病毒 71 型（EV71）。感染柯萨奇病毒会出现发热、打喷嚏、咳嗽等感冒症状，但感染肠道病毒 71 型则不会。

同样是手足口病，感染的病毒不同，症状表现就会有所差异。所以说，家长们不要凭经验之谈，想着孩子"没有发烧呀！应该不是，或是不严重吧？"。该病的主要判断依据是"红疹"，也就是周大夫说的，孩子身体出现三处以上的红疹，甚至是水泡。

确诊了之后，接下来便是治疗，这需要医生和家长配合。对于医生来讲，对手足口病他们有专业的诊治方案。对家长来说，首先便是不要急，"不要急"是我提得最多的。为什么不要急，因为情绪会影响人的判断，使人做出错误的决定。这也是为什么要求大家多了解医学常识的原因，咱们当家长的只有对疾病有一个客观的认识，才能临危不乱，处之泰然。要是什么也不懂，急也是瞎急。

任何一个病都有轻重缓急，手足口病也一样，有的患儿连医院也没去自己便好了，有的患儿从确诊到住院一两天的时间内病情便迅速恶化。家长在此时，当务之急便是区分手足口病的轻重缓急。

孩子常见外感疾病防治常识　第二篇

首先，影响手足口病轻重的是年龄因素。手足口病患儿的年龄越小，其危险性越大。一般来说，6 个月 ~ 2 岁的孩子是高危人群，而死亡高峰也在这个年龄段。3 岁以上是低危人群。据对国内病例的观察，3 岁以上手足口病患儿尚没有出现死亡病例。

其次，决定手足口病轻重的是病毒因素。手足口病病毒有两类，一类是柯萨奇病毒，一类是肠道病毒 71 型（EV71）。感染柯萨奇病毒危险性相对较小，而感染 EV71 病毒则比较凶险，有些孩子从发病到死亡甚至只有一两天的时间。有时候父母带孩子去医院检查，有些孩子身上出的疹子并不多，但医生却要求住院治疗。有的家长不了解，想着小病都让住院，肯定是医生又缺钱花了，殊不知，这其实是因为患者感染的是可怕的 EV71 病毒。

只要排除危险性，医生就会开些抗病毒药让孩子回家观察治疗。这时候，没有专业医生和护士的照顾，家长的作用就显得尤为重要。

家里多了个传染患儿，很多父母手足无措，不知道从何做起。其实很简单，既然手足口病是一种传染病，那家长主要做的便是预防传染。

手足口病传播途径较多，唾液、皮肤接触都会引起传染。如果自家小孩被确诊为手足口病，家长首先要对其进行家庭隔离，就不要带孩子外出了，应把他们留在家里养病。

其次要注重患儿的个人卫生状况，饭前便后、外出后要用肥皂或洗手液等给儿童洗手。

孩子使用的奶瓶、奶嘴、玩具等使用前后要充分清洗。屋子要勤通风，被褥要勤晒洗，防止反复交叉感染。之后，便是让孩子充分休息，多喝水，按时吃药，以期早日康复。

有一点最容易被家长所忽视，因此要特别提醒，成人由于免疫系统比较完善，一般很少感染，但并不代表不会感染。事实上，临床发现成人感染者因为免疫力较强，多为隐性感染。通俗地说，就是成人感染后也不会发病，也没有任何症状。但这样的隐性感染者虽然不易发病，却仍然携带病菌，会传播病毒。有相当部分儿童正是被成年人传染的。所以，家里有孩子的父母，自己更要注意个人卫生，以免成为孩子发病的传染源。

其实，手足口病并没有想象中的可怕，只要进行有效的预防，完全可以让孩子避免患病。当然，如果发现发现孩子有发热、出疹等表现，应尽早带孩子到正规医院就医。如医生建议住院治疗，应积极配合。如孩子是幼儿园小朋友或学校学生，还应及早告诉老师。孩子未彻底治好前，不要急着到幼儿园、学校上学，防止传给别的儿童。一般来讲，患有手足口病的儿童5到7天即可康复，家长也不用大惊小怪、提心吊胆。

7. 小儿"寒燥"怎么办

最近几年冬天，由于气候原因，冬天下雪非常少，再加上家里都有暖气、空调，所以孩子所处的环境非常干燥。该下雪不下雪，小孩子就容易生病，嘴唇干裂，咽干咳嗽；胃肠干，生内热上火，一受凉，感冒发烧。这也是造成孩子容易生病的一个重要原因。

还有很多家长在微信里问我相关的问题，比如"天这么干，给孩子喝点冰糖梨水行不……"

正好我在医院儿科门诊上碰到主任医师周正了，很多家长非常喜欢周正大夫，为啥呢？因为他视病人如亲人啊，找他看病的家长都知道，现在医院都是电子处方了，可是周正老师仍然随身带着一个绿色的处方本，不是写处方用的，而是"一、二、三、四"给家长罗列饮食、家庭护理中的注意事项的，病看完了，注意事项交待完了，才让家长走。

周正主任说，秋天的时候，天气仍然比较暖和，所以是"温燥"。这时候，给孩子炖点冰糖梨水喝，挺好的。但是，进入冬天以后，就转成"寒燥"了。啥是寒燥，说白了，就是天气寒冷，空气干燥。所以，门诊上咳嗽的孩子特别多，中医里有一种证型就叫寒燥咳嗽。另外，有些孩子还有食积，这种"内火"加"外火"，一受凉就得感冒。这时候，再用冰糖炖梨水，就有点寒了。

需要提醒各位家长，现在很多孩子反复咳嗽，有些家长比较着急，就给孩子用抗生素。周正大夫给打了个形象的比喻。这时候给孩子用抗生素就相当于种的菜生虫了给打农药一样，农药打了一遍又一遍，药物就渗透到菜里了，菜还能吃吗？那意思很明显，这时候孩子的身体能好得了吗？

那这时候给孩子喝点啥呢？周正大夫给说了个食疗方，不过没名字，我借花献佛，给起个名字吧，叫"白萝卜姜梨水"。

💧 **食疗方**：一个梨，三片白萝卜，三片姜，熬水喝。一片有多大？无论是白萝卜，还是生姜，横着切就成了。熬成水给孩子喝就可以消寒燥，让疾病消于无形之中了。

千万别小瞧了这个食疗方，周正大夫说，很多家长只知道白萝卜能通气，但这只是一知半解。白萝卜，第一作用是"下气"，也就是说，孩子喝了白萝卜水，可以让气往下走。第二是消积，家长记住了，白萝卜是有消食积的作用的。现在明白"冬吃萝卜夏吃姜，不用医生开药方"的意思了吧？梨最大的作用是"润"——

润肺生津。喝了梨水，孩子的身体就像干燥的大地遇到了一场雨一样，润物无声。至于三片生姜，在这里作用可大了。一是温中散寒；二是解表散寒；三是温肺化饮，让孩子远离呼吸系统疾病；四是止咳。

8. 小儿疱疹性咽颊炎，每位父母都要了解的疾病

小儿疱疹性咽颊炎由于会引起高烧，因此发病时家长们会比较惊慌。但是，惊慌的根本原因在于对疾病不了解，因此，每位父母都要了解一下疱疹性咽颊炎这种疾病。下面，是几点注意事项。

❖ **注意**：高烧不退，要排除疱疹性咽颊炎的可能。

小儿疱疹性咽颊炎是儿童夏季常见病之一，这种病多见于 3 到 10 岁的儿童，病发时常以突发高热为始，同时伴有头痛、咽部不适、肌肉疼痛等症状。持续两天左右，咽部会出现灰色的小丘疹，然后发展为水泡和溃疡。

因为咽部有疱疹，所以家长要注意，这时候孩子会出现呕吐、拒食、咽痛、吞咽困难、厌食乏力等症状。这一点很容易理解，谁嘴里长个泡好受啊，是不？更何况是孩子！而且，因为口腔里起了很多疱疹，家长和大夫容易将其与手足口病、口腔溃疡等疾病混淆，延误治疗的时机，造成不必要的诊疗浪费。

河南中医学院一附院儿科任献青博士讲了一个他在门诊上遇到的病例：前些日子他一个朋友的同学原本调皮活泼的儿子突然发烧，起初以为是偶感风寒，便就近去了社区诊所，诊所医生给做了

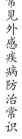

抽血检查，随后又开了小儿柴桂退热颗粒、布洛芬、头孢克肟、快克等药。但孩子服用后无效，第二天体温又飙到39℃，并伴有流口水的症状，家长眼看不妙便赶紧带孩子去大医院。经大夫诊断为急性肠炎加急性上呼吸道感染，连着输了三天液，用的是头孢曲松钠、喜炎平，但烧一直不退，病情反复。

最后他通过朋友找到了任献青大夫，任大夫问诊之后用压舌板看了看孩子的口腔，发现里边有白色的疱疹，随后确诊为"疱疹性咽颊炎"。任大夫开了三天的中药颗粒，再加一针干扰素。用药三天后疱疹终于被打败了，全家人舒了一口气。

❖ **注意**：仔细区分，才不会误诊为手足口病。

从这则病例中咱们不难发现，为什么该朋友前两次就医都没有取得疗效，一个很重要的原因就是"误诊"，两个地方的大夫起初都没有认清疾病的本质，自然也没有进行针对性的治疗。

就疱疹性咽颊炎来说，前期因为有发热、咽痛的症状，很容易与上呼吸道感染混淆。后期则因口腔有疱疹，很容易与手足口病、口腔溃疡等混淆。

那如何能及时确诊疱疹性咽颊炎呢？首先，和普通感冒发烧相比，疱疹性咽颊炎的感冒症状不明显，发热明显。一烧起来直接就是39℃~40℃，不像普通感冒那样体温有一个逐渐上升的过程。其次，患儿伴有吞咽不适、咽痛等表现，小小儿则表现为流涎增多、拒食。这一点对疱疹性咽颊炎的前期诊断非常非常重要，因为此时虽然口腔尚未出现疱疹，但已存在病变反应。小小儿不会表达，家长只能通过口水增多、不愿进食这些症状推断，而稍大的孩子则可以诉说咽喉不适。

待病情发展1到2天后，疱疹性咽颊炎的主要诊断依据——"口腔疱疹"就会长出来了。这个时候有经验的大夫就会以此确诊。

但是对于家长来说，咽颊炎比较陌生，反而会第一时间想起"手足口病"。

任大夫说，虽然疱疹性咽颊炎和手足口病同样以疱疹为主要症状，但手足口病是一种由多种肠道病毒引起的常见急性传染病，除了发热和口腔黏膜疱疹外，患儿的手、足和臀部通常还会有斑丘疹或疱疹（特殊病例除外），有米粒或绿豆大小，呈圆形或椭圆形，周围有红晕，无明显瘙痒感。而疱疹性咽颊炎的疱疹仅仅出现在口腔内。

❖ **注意**：不要滥用抗生素。

家长因为孩子发烧带其去医院看病，经血常规检查部分患儿出现白细胞升高，很似细菌感染的血象，所以很多医生误认为是细菌感染而应用大量的抗生素。在这里任大夫告诫大家，治疗疱疹性咽颊炎请勿滥用抗生素，而应以中药和抗病毒药物为主。

在上文的病例中，任大夫对孩子的治疗方法是用清热解毒颗粒联合干扰素治疗。其中清热解毒颗粒是河南中医学院第一附属医院的院内制剂，主要用金银花、连翘、蒲公英、紫花地丁、防风、栀子、薄荷、大黄、甘草组成。金银花性甘寒气芳香，甘寒清热而不伤胃，芳香透达又可祛邪，自古被誉为清热解毒的良药。连翘清热解毒，散结消肿，既能泻上焦诸热，又能疗疮排脓。金银花与连翘、紫花地丁合用，能解毒疗疮，与薄荷、防风为伍可增强宣散风热之力。栀子可清三焦之火，配大黄通腑泄热，意在导热下行。甘草调和诸药，共奏清热利咽、解毒止痛的功效。

干扰素是处方药，需要在医生的指导下使用。本品具有抗病毒作用，可与细胞表面受体结合，诱导细胞产生多种抗病毒蛋白，从而抑制病毒在细胞内的复制。再联合中药后，效果更加明显。对于疱疹性咽颊炎，使用干扰素加清热解毒颗粒的治疗方法，一般 2 天左右即可退热，效果非常明显。

❖ **注意：** 这样护理孩子好得快。

此外，疾病是三分治，七分养。对疱疹性咽颊炎患者来说，因为口腔疼痛明显，在护理上更具有特殊性。因为疱疹性咽颊炎患儿大多存在吞咽困难、拒食不食的现象，所以在此期间更应该注意给孩子补充营养。食物不宜过热、过油，应选用清淡、好咀嚼，但富含营养的。如果孩子出现进食困难，要及时去医院采取静脉输入营养剂的办法。虽然本病不是剧烈的传染病，但对于相同或相似年龄的小儿来说传染性也很强，所以对患儿用过的食具一定要进行沸水消毒处理，避免造成二次感染。

9. 对琳琅满目的退烧药如何选择

发热是儿童常见的症状和就医原因。据统计，在小儿急诊留待观察和住院者中，因为发热而选择就医的占第一位。俗话说小儿难养，相信很多父母都被孩子发烧这个问题折腾得死去活来。不过大家久病成医，个个都能顶半个医生，见到别人的孩子发烧，就忍不住在一旁指导，比如建议吃点布洛芬、阿司匹林什么的。可是大家口中所说的退烧药，真的适合发烧的患儿吗？

孩子都是父母的心肝宝贝，有个头痛发烧家长就担心得不行，因此儿童医疗市场非常繁盛，催生出的退热药也琳琅满目。除了药店柜台上的，各个医院还有自己的院内制剂，水剂、片剂、栓剂和针剂应有尽有。对不同的剂型有不同的给药方法，这些给药方法直接影响药物的吸收速度、药效出现时间及维持时间，甚至可以引起药物性质的改变。

面对这些杂七杂八的退烧药，没有一点医学知识的父母似乎看得有点傻眼。其实，适合自己的才是最好的，为了帮助各位家长做好这道"选择题"，我特意让任献青大夫给我系统总结了一下生活中常用的几款退烧药。

（1）退烧药的特点

根据任大夫的临床经验，家长们经常碰见的退烧药有：对乙酰氨基酚、柴胡注射液、布洛芬、安痛定、安乃近、阿司匹林、柴胡口服液、羚羊角滴丸和口服液。

①对乙酰氨基酚：是一种安全的退热药，该药是世界卫生组织（WHO）推荐的 2 个月以上婴儿和儿童高热时首选退热药。其退热效果与剂量成正比，但剂量过大会引起肝肾功能损害，因此，使用时应严格控制剂量，不能过量。剂量为每千克体重 10～15 毫克，4～6 小时一次。各医院和大药房均有出售，代表药如泰诺林、小儿百服宁滴剂等。

②柴胡注射液：为从中药柴胡中提取的注射剂，柴胡是清虚热的中药，有较佳的退热作用，但该药退热作用较慢且弱，优点是副作用小。但需注意有过敏体质的孩子应慎用。

③布洛芬：为非甾体类抗炎药，具有明显的解热镇痛作用，副作用少，本品可以代替肌肉注射退热药，适用于感染性疾病所致高热患儿。该药退热起效时间平均为 1.16 小时，退热持续时间平均为近 5 小时，平均体温下降值为 2.3℃，下降百分率为 88%。剂量为每公斤体重 5～10 毫克，每 6～8 小时一次。代表药为托恩口服溶液、小儿美林糖浆。

④安痛定：又名复方氨基比林，是临床上最常用的一种退热

孩子常见外感疾病防治常识　第二篇

药，但若短期内反复多次注射本品易致急性粒细胞缺乏症，有致命危险，对于某些患儿来说，本药有诱发急性溶血性贫血、皮疹等副作用，此外，如注射本品剂量过大会使孩子出汗过多，体温骤降，易引起虚脱，因此对婴幼儿禁用，年长儿慎用。

⑤安乃近：有解毒、镇痛、抗风湿作用。主要副作用为肾毒性、胃肠道出血、严重皮疹，致死性粒细胞缺乏为其最严重副作用。目前有很多国家禁止使用或限制使用本品，但国内有的地方医院还在使用，值得引起高度重视。

⑥阿司匹林：是一种历史悠久的退烧药，退热作用较强，但副作用大，主要为胃肠道出血，血小板减少，其最严重副作用是瑞氏综合征，病死率为30%。英国明确规定，16岁以下儿童禁用阿司匹林。目前在国内儿科趋于淘汰，使用时应遵照医嘱，按时按量服用。

⑦柴胡口服液：退热效果稍慢，但可以缩短发热病程，延长体温控制时间。

⑧羚羊角滴丸和口服液：效果较好，可以预防惊厥，口味较好，但价格稍贵。

任博士还说，儿童发热多具自限性，无生命危险，因此选用退热药时主要依据其疗效及副作用。研究表明，退热药的强度依次是布洛芬、对乙酰氨基酚、安乃近、复方氨基比林和阿司匹林，前两种退热药短期使用常规剂量副作用轻微，可作为首选退热药。

（2）给婴儿用退烧药更要慎重

半岁以内婴儿发热时不宜用退热药来降低体温，而应选用物理降温，如松开包被，洗温水澡等。对较大的儿童使用退热药物时，一般建议超过38.5℃后才考虑使用，但对既往有过高热惊厥的孩子可以积极退热，防止再次出现惊厥。

另外，对婴幼儿要多选用颗粒剂、口服液、滴剂、糖浆剂等口服给药途径，不推荐片剂、胶囊剂等，要尽量避免使用肌肉注射方式。临床许多医生喜欢使用地塞米松退热，此类药物有较多的副作用，一般不能随意应用，更不要作为常规退热药物应用。

❖ **注意**：*最最重要的是多种退热药物最好不要同时使用，避免药物之间发生反应。*

10. 认清儿童肺炎，家长才能临危不乱

谈起儿童肺炎，我们医院儿科呼吸病区的主任医师宋桂华大夫就忍不住说到："肺炎在儿科疾病中简直是太常见了，特别是三岁以内的婴幼儿，呼吸道抵抗力弱，免疫力不强，还不能与病毒、细菌做斗争，肺部终末气道、肺泡和肺间质等区域很容易出现炎症。"

俗话讲，知己知彼才能百战不殆，和疾病做斗争也是如此。很多家长在微信上问我关于小儿肺炎的问题，其实我自己作为一个孩子的爸爸，也特别想知道让家长们谈之色变的肺炎到底是什么玩意儿。为了能帮各位家长取到"真经"，我专门约了我们医院在治疗儿科呼吸系统疾病方面经验颇丰的宋桂华大夫进行了一次详谈。宋主任临床经验非常丰富，把小儿肺炎讲得也非常透彻。

肺炎是指肺部终末气道、肺泡和肺间质发生了炎症。我们知道，人体和外界进行气体交换是依靠庞大的呼吸系统，呼吸系统从上到下，从外到内，依次是鼻腔—咽—喉—气管—支气管—肺，它们就像是一个工作团队，少了谁的参与，我们的呼吸系统都会运行

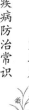

不畅。在正常情况下，外界致病因素的侵入途径也是从上往下，从外到内，循序渐进地侵犯到肺部。

所以说，若对上呼吸道的普通感染不及时治疗，病毒、细菌等就会蔓延到肺部，在临床上很多患肺炎的小孩，都是因为前期反复发烧、咳嗽没有治愈，最后恶化为肺炎。

根据不同的分类标准，肺炎又分为不同的类型：

按病理分类，可分为支气管肺炎、大叶性肺炎和间质性肺炎。简单来说，就是炎症的部位有所不同。

按病因分类，可分为细菌性肺炎、病毒性肺炎、支原体肺炎、衣原体肺炎、真菌性肺炎、原虫性肺炎、吸入性肺炎等。虽然各种类型肺炎的症状表现都差不多，但有些是病毒导致的，有些是细菌导致的，有些是吸入了化学物质导致的。

按病程分类，可分为急性肺炎、慢性肺炎、迁延性肺炎。急性肺炎是指发病在 1 个月以内的肺炎，慢性肺炎为三个月以上，迁延性肺炎在一到三个月之间。

当然还有按病情分类的，可分为轻症肺炎和重症肺炎。

虽然家长们看着这么烦琐的分类标准有点迷糊，但是对医生来说，前期确定肺炎的类型能为医生提供诊疗路径。临床上最常用的便是按病因分类，其中又以细菌感染、病毒感染、支原体感染最为常见。但是这些细菌、病毒之类的人们用肉眼无法断定，必须通过相应的检查才行。所以啊，家长带孩子去医院看病，先不要不分青红皂白就抱怨大夫乱开检查单，他们其实是在查找病因，这就像一个人走在大街上平白无故地挨了一顿揍，他只有先确定是谁打的才能采取行动一样。

11. 肺炎爱找哪些孩子

人为什么会得肺炎？从西医的角度来看，肺炎就是细菌、病菌、真菌等致病因素引起的肺部炎症。引起肺炎的病原体很多，最常见的如肺炎球菌、甲型溶血性链球菌、金黄色葡萄球菌、冠状病毒、腺病毒、流感病毒、巨细胞病毒、单纯疱疹病毒等。

自然万物之间都是相辅相成的，我们每天呼吸的空气、穿的衣物、食的五谷，就连身体内部的器官——呼吸道本身都依附、寄生着无数的细菌和病毒。它们每天与我们朝夕相处，形影不离，让我们发生感染是在所难免的。就像长期生活在一起的一家人，因为柴米油盐酱醋茶上的琐碎，生活上难免起摩擦。

那什么时候预示着孩子们和他们身体里的细菌、病毒、真菌"吵架"了呢？宋桂华大夫说，当孩子们的身体表现出"热、咳、痰、喘、煽"五个特征时，就代表着孩子可能得了肺炎。

热是发热，咳是咳嗽，痰就是喉咙有痰，喘是呼吸急促，煽是鼻翼扇动。这五个特征不一定同时具备，也可能只具备一个。比如说，有的孩子反复发热，没有其他症状，结果一拍片子，已患毛细支气管肺炎。或者有的孩子连着咳嗽三四天，家长也没及时带其就诊，结果孩子呼吸道炎症下移，出现肺炎。所以说，只要孩子出现"热、咳、痰、喘、煽"五个特征的任何一个，家长们就要引起注意，细心观察病情走向，只要孩子症状反复、延长，就应尽早去医院确诊，把肺炎的苗头压下去。

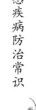

再者，很多家长心里边充满这样的疑惑：为什么我家孩子容易得肺炎，一所幼稚园里几十个小朋友，为什么受伤的总是我家的小宝宝？这是因为细菌、病毒平日里专爱找"软柿子"捏。哪些宝宝是"软柿子"呢？

总体来说，在我们生活的外界环境，每个人面对细菌、病毒的数量都差不多。之所以同样的环境下，每个人对细菌、病毒的反应不同，是因为每个人的抵抗力和免疫力有所差异。当孩子们的自身抵抗力强、免疫力足的时候，身体就能够和它们相安无事，而当孩子们自身抵抗力弱、免疫力低下时就会变成被它们欺负的对象。所以，身材瘦小、体质虚弱的孩子是肺炎的多发人群。

所以，孩子生病后家长们先不要觉得自己是无辜的，因为孩子体质的强弱跟家长日常护理有很大关系，现在家长们养孩子总是含在嘴里怕化了，捧在手里怕掉了。夏有空调、冬有暖气，孩子们一点也不耐寒热，出了房间自然是无力对抗外界环境。大家可以留意下，生活中那些"捂太狠，包太严"的孩子反倒更容易感冒生病。中医也讲"要想小儿安，三分饥与寒"，所以，家长们要注意，平时适当地让孩子冻一冻、晒一晒，对他的身体非常有好处。

12. 增强脾胃功能才能防止肺炎侵扰

孩子得了肺炎，发热、咳嗽总不好，做家长的也是跟着急得吃不下饭，睡不着觉。不过各位爸爸妈妈们，你们可是孩子的主心骨，关心孩子可以，但自己可不能着急上火，不是有句古语叫"急则乱，乱则失"嘛，千万不能因为病急而乱投医。临床上有很多类似的情况，有些孩子本来没事，结果往医院一送引起交叉感染，这不是乱上添乱嘛。所以，越是孩子生病的时候家长们越是要冷静，稳下来正确分析，合理防治，这样才是真正关心孩子。

其实，对于儿童肺炎的防治中医有很多宝贵的经验，中医认为，脾胃是后天之本，脾胃健，气血盛，则肌肉丰腴，肢体强劲。人的后天之本动摇了，抵抗力、免疫力就会下降，疾病也就随之而来。所以，调理好孩子的脾胃，肺炎自然不会侵扰。下边是宋桂华主任在门诊上常见的几种调理脾胃的方法：

（1）调理痰湿困脾

这类问题多见于肥胖儿童，"小胖墩"们多爱吃甜食、冷饮，这些食物容易损伤脾胃，使脾胃不能布散水谷，导致水液内停。中医上不是有"肺为储痰之器、脾为生痰之源"之说嘛。另外，胖孩子们大多长期喜卧，不爱活动，久坐少动则气血运行不畅，脾胃运化呆滞，水湿容易聚集生痰。

所以，痰湿困脾的症状为：体形肥胖、气短、神疲、痰多、胸脘痞闷，纳呆，身重嗜睡。

此时家长可以给孩子熬点萝卜水喝。选块白白胖胖的萝卜，不要去皮，切条放入锅中，加水煮 15 分钟，然后加点冰糖就可以喝了。中医认为白萝卜味甘、辛、性凉，入肺、胃经。能下气宽中、消食化滞、开胃健脾、顺气化痰。

（2）调理脾肺积热

这类问题多见于食积的孩子，现在生活条件好了，家长都想拿最好的食物让孩子们吃，可是小孩子的脾胃弱呀，同样一块肉，大人吃了没事，小孩子吃了可能就消化不了。而且"鱼生火、肉生

孩子常见外感疾病防治常识 第二篇

痰"，肉、蛋、奶这些高蛋白食物，吃起来香但是不太容易消化，吃多了就会积滞在脾胃里生热、生痰，咽喉为肺胃之门户，火热上炎波及肺脏就会导致发炎。

脾肺积热的症状为：口干口臭、大便干结、咽喉红肿，爱吃凉食，不爱吃热饭。

遇到这种情况，家长可以给孩子熬点金银花水，或者是菊花水清清脾胃里边的热，每次用量不宜过多，小孩子嘛，"脏腑轻灵，随拨随应"，5～10克即可。如果伴有咳嗽，还可以加等量的芦根同煮。芦根主入肺经，能清肺热、止咳嗽，效果不错。

（3）调理脾胃虚弱

这类患儿多是先天脾胃就差，不爱吃饭，样子看起来瘦瘦的，精气神不足，平日比别人怕冷。这个时候光用水熬中药就不行了，得熬粥喝。因为粥最养胃，能益五脏、补气血。家长平日里熬粥的时候放一点养胃健脾的中药，比如山药、薏苡仁、人参、核桃、红豆等。一天一碗粥，孩子的身体一点点就给吃回来了。

有的家长不理解，就问："肺上的疾病，你怎么总在脾胃上转来转去呀？"这你们就不懂了吧，根据五行属性，脾为土，肺为金，而土能生金，也就是说土相当于母亲，金相当于孩子。母子相生，子病治母。

中医治肺炎，既要养肺也要健脾，这叫"培土生金"。而且脾胃是后天之本，居于人的中焦，得"中焦"者得天下，只要脾胃健，什么病都不容易得，就算得了也容易康复。

13. 小儿患肺炎到底该不该用抗生素

现在，很多家长已经慢慢意识到抗生素的危害，知道用多了不好，特别是对小孩子，会引起免疫力下降等很多问题。但是，很多家长在意识到抗生素的危害的同时，也对抗生素全盘否定，坚决不让孩子用。这种极端的方式其实也不对。那么，孩子得了肺炎，到底要不要用抗生素呢？

宋桂华大夫自己很少开抗生素，在门诊上她的病人有90%以上都是用中药调理。但是如果符合使用抗生素的指征，如孩子细菌感染有加重趋势，出现呼吸困难、喘憋严重，这样就必须用抗生素，因为再不用就可能引起呼吸衰竭、心力衰竭，有可能危及孩子生命。

还有一点家长一定要知道，抗生素的使用原则是"足疗程"，就是说抗生素一旦用上就要用够一个疗程，不能吃两天停一天。有些家长见孩子症状消失后医生还让其继续吃抗生素，心里边就不乐意，觉得医生是不是过度医疗。

其实，咱们当父母的是误会医生们了。身体内的细菌我们用肉眼是看不见的，孩子虽然表面的症状消失了，但是细菌没被完全击败，病没好彻底，如果半途而废，细菌们自然要"报仇雪恨"，这样反而对孩子的病情更加不利，这也是很多孩子肺炎反复发作的一个重要原因。所以，要用抗生素就一定要确保用够疗程，将细菌彻底击败，以绝后患。

孩子常见外感疾病防治常识　第二篇

患肺炎长期不好的孩子，还可能并发心肌炎、心包炎、脑膜炎、肝炎等症。而且孩子越小危险性越大，所以家长们一定要对此重视起来，如果孩子的病情已达到使用抗生素的条件，做家长的不可以犹豫不决，耽误病情。

14. 孩子发热久不退时须警惕"传单病"

人类是恒温动物，机体的体温调节机制比较完善，这相当于我们体内装了一个智能空调，夏季制冷，冬季送热，能在环境温度变化的情况下保持体温的相对稳定，让人体时刻保持清爽。但如果空调的空气压缩机坏了，机体的体温调节功能就会失常，进而出现身体发热。

判断儿童体温是否正常，常用到三个部位，即口腔、腋窝及肛门。

儿童正常体温在肛门处为36.5℃~37.5℃，在口腔处为36.2℃~37.3℃，在腋窝处为35.9℃~37.2℃。

不管测量哪个部位，只要超过正常范围0.5℃以上时，便可认定为发热。不超过38℃称为低热，超过39℃者为高热。

发热是人体常见的一种症状，为什么说它是症状，而不说它是疾病呢。因为，身体发热仅仅是疾病的一个表现，比如感冒会引起发热、鼻炎会引起发热、扁桃体发炎会引起发热，就连中暑也会引起身体发热。

发热说明人体正在发动一场免疫系统抵抗感染的战争，临床上许多疾病都会出现身体发热的症状，引起发热的因素成千上万，稍有不慎就容易误诊。河南中医学院第一附属医院儿科主任闫永彬医师说，在引起孩子发热的众多疾病中，家长要警惕一种叫"传单病"的疾病。

听着这个名字想必大家都很陌生吧，它可不是指街头小广告的"传单"，而是指"传染性单核细胞增多症"，是由 EB 病毒所致的急性自限性传染病。对，大家一定要记好敌人的名字"EB"。

EB 病毒主要感染人类口咽部的上皮细胞和 B 淋巴细胞，其临床特征为发热、咽喉炎、淋巴结肿大等，在感染前期，症状和很多呼吸道感染疾病有点类似，很容易搞混。很多发热患儿，起初都是被当作化脓性扁桃体炎、支气管炎、咽喉炎等治疗，最后长期不愈才被诊断为"传单病"，但已错过了最佳治疗时期。

这里不得不重点提一下"传单病"和"化脓性扁桃体炎"，因为传单病早期的血象检查指标和化脓性扁桃体炎是一致的，症状也非常相似，都是发热、扁桃体化脓，就像是一对孪生兄弟，最易搞混。因此家长们要千万注意。

首先，从发病年龄来说。一岁以下的孩子是绝不会发生化脓性扁桃体炎的，因为扁桃体尚未发育。

其次，传单病在细微之处还是具有自己的特点的。从扁桃体症状来说，虽然传单病和化脓性扁桃体炎都会使扁桃体肿大化脓，但是脓的呈现形式却不一样。化脓性扁桃体炎的化脓呈点状分布，跟疮疡一样，这个地方有细菌就出现一个脓点，那个地方有细菌就出现一个脓点。而患传单病时扁桃体则见脓苔分布，因为 EB 病毒主要感染咽部，咽部感染后脓性分泌物会逐渐覆盖在扁桃体上，使扁桃体看起来就像是披了一层脓膜。

再者，传单病和化脓性扁桃体炎都会引起患儿淋巴结肿大，但

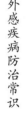

孩子常见外感疾病防治常识　第二篇

是传单病主要引起颈部淋巴结肿大，病变在颈前或是颈后，而扁桃体发炎主要引起颌下淋巴结肿大。

最后一个最明显的特点就是，患传单病的孩子会出现眼睑肿，也就是上眼皮浮肿，及鼻塞症状。这是患化脓性扁桃体炎的患儿所不具备的。

掌握了这些蛛丝马迹，我们就可以做到对两者的正确区分了。如果在疾病前期，家长和医生都没有留意这些细节，把疾病当作化脓性扁桃体炎治了一周后仍不见好转，那就应该立马转换思路，考虑一下是不是诊断错了。因为治化脓性扁桃体炎只要用对药，三五天就痊愈了，根本不会出现迟迟不好的现象。

其实，传单病在发病一周以后其症状特点就已经完全表现出来了，通过相关检查就可以诊断清楚了。孩子发热在38℃~40℃，持久不愈，在颈部能明显触到淋巴结肿大，扁桃体又大又厚，如果出现这些症状，就可以诊断为传单病。

虽然传单病是一种自愈性疾病，大部分人都可以自行康复，但是闫主任的意思可不是让家长放任不管。因为还是有小部分人会发展为慢性传单病，引起其他并发症。总的来说，孩子发热久不退，家长要警惕其是否患了传单病，毕竟谁都不愿成为"小部分人"。只要我们及时确诊，尽早进行抗病毒治疗，使孩子身体康复便不是问题。

15. 川崎病是引起儿童后天性心脏病的主要因素

　　川崎病是一个年轻的疾病，为什么说它年轻，是因为从它被发现距今也就 40 多年的时间。川崎病的正规名字叫急性皮肤黏膜淋巴结综合征，是 1967 年由日本医生川崎富作首次发现并报道的，后来人们就习惯以他的名字称呼这个疾病。

　　川崎病因为发现时间短，被人熟知的程度也不高，别说是家长，就连很多医生也不知道这个病名，因此临床上误诊率、漏诊率很高。这对孩子的健康危害很大，特别是近年来川崎病发病率逐渐增高。敌人都攻到家门口了，我们还不知道它长啥样，这怎么能行？所以，家长很有必要了解下这个病。

　　就目前来说，川崎病的发病原因尚不可知，而且至今没有一个特定的检查能帮医生诊断川崎病。再者，川崎病又是一个比较善于伪装的敌人，在早期和其他一般感染症状非常相似。这就对医生的诊断能力要求特别高，要求其必须具备相当丰富的诊断经验。

　　闫永彬主任给我讲了一个他在门诊上碰到的患儿。他说，有一个患儿妈妈，每次提起自己的孩子都非常自责。她的宝宝就是一个川崎病患儿。起初孩子连着 6 天反复发烧，嘴巴红、眼睛红，在当地医院儿科被当作普通的感冒治疗，连着打了 2 天点滴，不见效果。后来大夫觉得不对劲，为小儿验血后说有炎症，但不知道问题出在哪里，让他们去省医院看。这个时候患儿已经发病十几天了，来我们医院一看，被确诊为川崎病，而且冠状动脉已经发炎肿大，

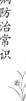

孩子常见外感疾病防治常识　第二篇

冠状动脉瘤已经形成，已经错过了最佳治疗期。

川崎病其实是一种血管炎症，而且主要影响冠状动脉。冠状动脉负责供应血液到心脏。正常孩子的心脏冠状动脉跟牙签一般粗细，川崎症会让冠状动脉发炎，肿大，破坏血管正常的形状，形成冠状动脉瘤，还易形成血栓。所以，川崎病现在已成为儿童后天性心脏病的首要导致因素，且其危害是不可逆的。

这位妈妈一直以为孩子发热是因为感染，嘴巴烂是因为口腔溃疡，从来没想到他会得这么一个奇怪的病。这其实就是兵法上的"奇兵制胜"，一小股出其不意的军队，往往能给我们带来最惨烈的打击。

所以，如果孩子连续发烧超过 5 天，特别是 5 岁以下的小孩，家长们要考虑一下孩子是不是患了川崎病。如果医生没有意识到，家长可以主动跟主治大夫提醒一下。因为，川崎病的最佳治疗方法是在七天内进行大剂量丙种球蛋白静滴，最长不要超过 10 天。超出这个期限，效果就不会很好，而且后天性心脏病很可能已经形成。对于这种对治疗时间要求迫切的疾病，我们有必要在第一时间进行排除。

川崎病有几项典型的表现特征，当孩子连续发烧时要细心留意一下。

第一，孩子发烧 5 天以上，按其他疾病治疗没有效果。

第二，两眼结膜发红，充血。

第三，嘴唇干裂，流血，但是不化脓，没有感染表现。舌头如同杨梅一样，味蕾突起，泛红。

第四，身上出跟发热有关的疹子，为什么说跟发热有关呢，就是说小孩子发烧的时候皮肤会微凸起来一些红疹，一般不会太痒，没有水泡，烧一退就消失了。

第五，患儿有颈部淋巴结肿大，单侧为主，左侧多见。

第六，患儿手足尖特别硬，小孩子的手指尖、脚趾尖应该很软的，但是患了川崎病后就会发硬，摸着跟鼻尖一样，表现明显的还会出现脱皮。

其中，第一条是确诊川崎病的必备条件，其他的只要具备四项就可以确诊为川崎病。当然，这是典型的川崎病。在临床上，有些病人并不一定每项症状都能表现出来，有的甚至只表现出来两三个，这就是不典型的川崎病，而这是造成误诊、漏诊的主要原因，其危害也最严重，因为此病虽然症状不明显，但后果和典型川崎病是一样的。

所以，对于连续发烧5天以上，具备两条以上川崎病典型症状的孩子，建议查个彩超，看看冠状动脉有没有损坏，这是判断川崎病的根本。有时候有些家长不理解孩子发烧时医生为什么让其做彩超检查，其实就是因为彩超对川崎病具有很高的诊断价值。

其实，川崎病容易漏诊主要是因为此病太少见，大家对这个病不熟悉，出现问题的时候不会往这方面考虑。如果家长们时刻留心于此，在孩子出现问题的时候细心观察，仔细求证，确诊并不是什么难事，所以家长们今后一定要为孩子多留一个"心眼"。

16. 预防哮喘发作须规避变应原

我们知道，很多哮喘患儿发作时非常吓人，呼吸困难、面色苍白、意识模糊，如果不赶紧吸点治哮喘的气雾剂，就很可能有生命

孩子常见外感疾病防治常识 第二篇

危险。

有一次我在医院儿科急诊室看见一个病例，家长抱着孩子慌慌张张地跑到医生面前说："大夫，您赶快给看看吧，孩子哮喘病又犯了，挺厉害的！"

当时那个孩子看起来嘴唇都发紫了，情况非常危急，急诊医生见状赶紧安排到抢救室，立即给他吸氧、喷喉、雾化吸入。医生、护士忙活了一个多小时，孩子的呼吸才逐渐平稳下来。

后来我向医生询问起这个病例，才知道患儿从小就患有哮喘，但是7岁以后发作次数变少，最近很长时间都没有犯病，所以家长在思想上开了小差，忘了给孩子备药，结果孩子突然发病身边却无药可用。

人为什么会得哮喘？医院的赵坤老师说，哮喘是由于一些过敏因素引起支气管壁的痉挛反应，所以有时候哮喘也被叫作支气管哮喘。引起呼吸道发生变态反应的原因主要有过敏和感染，但咱们平常所说的哮喘更多是指过敏性哮喘，这是由患者遗传体质和吸入外界过敏因子而导致的。

人为什么会对某些东西过敏，这里先给大家讲一个神话故事。

在希腊神话中有一个叫阿喀琉斯的英雄，他是由海洋女神忒提斯和凡人英雄珀琉斯所生。在阿喀琉斯出生后，他的母亲忒提斯把他倒提着一只脚浸入冥河，使他周身刀箭不入，唯有脚后跟由于没有浸到河水，而成为他唯一致命之处。后来，阿喀琉斯在奥德修斯的邀请下参加特洛伊战争，在战斗中杀敌无数，数次使希腊军反败为胜，但后来被庇护特洛伊的阿波罗用太阳箭射中脚踵而死。

其实，和阿喀琉斯的母亲一样，在现实生活中哪一个父母不想让自己的孩子变得刀箭不入，身体康健。可即便是半人半神的阿喀琉斯尚不能做到，更别说咱们普通人了，我们每个人都有自己的缺点，都有自己的"命门"，用咱老百姓的话就叫"一物降一物"。

大家看哮喘的患儿，去医院一查变应原，有的是牛奶、有的是海鲜、有的是花粉、有的是螨虫。而这些东西就是孩子们的"阿喀琉斯之踵"，是他们的弱点，他们的身体一旦接触并吸入变应原就会刺激到肥大细胞，产生很多细胞因子，这些细胞因子再作用于淋巴细胞，又产生很多细胞因子。总之在体内经过一系列的反应，最终作用到支气管管壁，使其发生痉挛。

这其实就提示了我们一个很重要的信息，哮喘儿不是玻璃人，不是易碎品，只要我们避其弱点，切断变应原，或是对其进行重点防护，就像阿喀琉斯一样，穿一双铁鞋不就可以保护弱点了嘛。但在生活中，很多家长一听说孩子患了哮喘，就觉得这是一件很严重的事，把孩子当成易碎的玻璃，每天小心翼翼地呵护，不让孩子参与正常活动，其实这对增强孩子体质非常不好。因为孩子随着年龄增长，体质增强，对某些变应原的抵抗能力就会增强，敏感性就会下降。

正所谓"擒贼先擒王"，防治哮喘，首先要抓到元凶，对过敏因素进行重点规避，就可以使患儿的症状得到控制，使患儿长期处于稳定状态。

所以，带孩子去医院做一个系统的变应原检查是非常重要的，只有知道了孩子害怕哪些东西，家长才能有的放矢，对这些东西重点规避。

如果孩子对螨虫过敏，家长应注意平常多用杀虫剂杀死室内可能致敏的螨虫；在室内不要铺地毯；不要使用毛毯及纤维纺织等床上用品；常用温水擦洗床单，打扫房间。

如果孩子对花粉过敏，家长应注意在花粉传播期减少孩子外出时间，或让孩子出门时带口罩。

如果孩子对毛屑过敏，家长就不要在居住环境内养宠物，室内空气时常保持湿润。

　　如果孩子对某些食物过敏，家长就不要让他们摄入这类食物。或是在医生的指导下，少量进食。

　　不是有句话叫：人只有克服了自己的弱点，才能变得更强大。要想预防患儿哮喘发作，家长就应帮助他们克服那些可引起过敏的"弱点"，让哮喘不再发作。

17. 雾霾为什么会导致哮喘频发

　　近几年空气质量差，雾霾严重，医院门诊上的哮喘病人也增长得特别快。为什么空气污染会让越来越多的哮喘儿如雨后春笋般冒出来呢？

　　雾霾天对人的呼吸系统影响最大，让人呼吸时感觉很不舒服，很多人对此都深有体会。赵坤主任说，雾霾天对人影响最大的不是雾，而是霾。霾严重的时候，空气中漂浮着许多PM2.5颗粒，也就是直径小于或等于2.5微米的颗粒物，这些颗粒的直径还不及我们头发丝的二十分之一，可以直接被吸入到肺脏之中。

　　同时呢，这些PM2.5颗粒又不单单是颗粒那么简单，它们只是一个载体，细菌、病毒、烟尘、粉尘、尘螨、二氧化硫、一氧化碳、氮氧化物等化学物质都会依附在这些可吸入颗粒上伴随着人类的一呼一吸而进入肺脏。

　　人的呼吸系统与外界环境接触最频繁，且接触面积较大，数百种大气颗粒物直接进入并黏附在人体上下呼吸道和肺叶中，这个后果可想而知，哮喘频发自然是在所难免。

环境问题不是凭一己之力可以改变的，我们能做的只有先改变自己。赵坤老师建议家长，雾霾严重时要尽量避免带孩子外出，如果必须外出则要带防雾霾的口罩，做好自我防范措施。另外可以多食含维生素 D 的食物，因为补充维生素 D 也有助于提高哮喘患者的肺功能。

在日常生活中也要多吃一些润肺的食物，如雪梨、枇杷、冬瓜、丝瓜、荸荠、藕、笋、芦根、箩卜等。也可以多喝点罗汉果茶、金银花茶、白菊花茶、胖大海茶等，它们有清咽利喉、润肺止咳的作用。

18. 为什么儿童哮喘会反复发作

孩子生了病，家长四处求医抓药，为的就是把孩子的病根彻底去掉，令其永不复发。但令人遗憾的是，儿童哮喘是一种慢性且持续终身的疾病。现代医学能做到的只是缓解哮喘发作症状，减少哮喘发作的频率。

虽然确实有很多哮喘儿童在得到综合治疗之后，哮喘长期不再发作，但这只是"临床痊愈"，并不是真正的根治。因为人体对某些物质的过敏是无法消除的，通过药物和锻炼，改变的只是机体对变应原的耐受度。就像我们学习开车，随着技术慢慢熟练，事故发生率越来越低，但是永远存在。

所以，很多医院或是医生宣传自己能"根治哮喘，永不复发"，其实都是骗人的。至少，就目前医学发展水平来看是如此。对于这一点，要先给各位家长们打一剂预防针，因为哮喘反复发作是由其内因决定的。

不过，学过辩证法的都知道。内因是变化的根本，外因是变化的条件。内因决定事物有变化的可能，但这种可能只有具备外因才能成为现实。临床上，很多孩子经过规范治疗，可以做到长期不复发。比如说，原先一个月发作两三次，现在两三个月才发作一次，原先一年发作两三次，现在全年也不一定发作一次。

如果您的孩子治疗前后一个样，有的甚至更严重，并反复发作。这便提示，不管是临床治疗还是家庭护理都是不成功的。

河南中医学院第一附属医院儿科主任赵坤教授总结出，使儿童哮喘反复发作的原因主要有如下三个，只要做好针对性处理，一定能控制孩子的哮喘发作。

第一，对变应原没有诊断明确或没有切断接触路径。变应原是哮喘发作的必备条件。很多孩子动不动就是哮喘发作，其根本原因就是接触并吸入了引起过敏反应的物质。要避免哮喘发作，家长首先要做的就是找到变应原，搞清楚孩子对哪些东西过敏，少接触或不接触这些物质，这样就能减少哮喘的发作。所以，家长最好带孩子去做一个系统的变应原检查，并牢记检查结果，在生活中做好规避，尽量切断孩子与变应原的接触路径。

第二，治疗不规范。目前，对过敏体质、长期哮喘患者主要用吸入激素治疗。一提起激素，家长都不敢用，或是用的时候擅自减少吸入量，或是见症状改善就立即停用，这些做法都是不科学的。赵坤教授说，激素吸入是比较安全和方便的治疗措施，不然也不会被作为全球哮喘治疗指南进行推广。

其实，治疗哮喘药物中的激素含量很低，相较于哮喘对孩子的危害，激素对孩子产生的负影响可以忽略不计，根本不会影响到孩子的生长发育，家长大可放心配合治疗。

另外，哮喘本身是一个慢性疾病，所以治疗周期也特别长。孩子用药后，家长不能一见症状减轻就停止用药，一定要用足疗程。一般要 3 个月后再进行评估，在医生的评估下才视情况而减少吸入量或吸入次数，期间自己不要中断用药。只要长期坚持使用控制药物，坚持峰流速和肺功能监测，定期随诊，绝大多数患者的症状都可以得到控制。

第三，孩子缺乏锻炼，偏食，机体免疫力不强。现在的父母都把孩子当小皇帝一样供着。一方面把好吃的好喝的都拿来给孩子享用，觉得鸡蛋、牛奶好，就天天让孩子吃。其实，高蛋白的食物提供的营养元素非常单一，无非是蛋白质、脂肪和胆固醇，而其他营养物质如微量元素、维生素、饱和脂肪酸等都在粗粮、蔬菜、水果里边。长期偏食会使孩子营养不均衡，以致免疫力下降，给变应原以可乘之机。

另一方面，家长觉得孩子有病，便心疼他，这也不让干，那也不让干，这样孩子的体质得不到提高。中医讲"正气存内，邪不可干"，如果自身免疫力不强，身体健康自然处在风雨飘摇之中。所以，家长要从小注意孩子的身体锻炼，让其多参加户外活动，散步或是慢跑，这样可以增强孩子的体质。当然，这些运动是在空气质量允许的情况下，同时还要注意远离变应原。

只要家长注意好这三点，孩子的哮喘一定能得到控制。

孩子常见外感疾病防治常识　第二篇

19. 孩子咳嗽须警惕哮喘

小孩子的脏腑就像是风铃一样，稍微一触动，它就给予回馈，不像成年人一样深谙世事，跟闷钟一样，得狠劲地撞。所以中医说：小儿脏腑轻灵，随拨随应。就是说，小孩子对药物的反应很灵敏，只要药物对症，一点点就能收到效果。

所以，如果孩子吃了药没有反应，或是病情加重，那我们就要反过来想想，这药对症吗？

我有一个朋友，因为其孩子咳嗽来我们医院抓药，因为症状很轻，就在简易门诊开了一些治疗咳嗽的药物。但是第三天朋友给我打电话说，吃了药后孩子的症状不但没有减轻，反而加重了。这时我想，很可能是药不对症，于是赶紧又给朋友推荐了一个儿科主任医师，结果确诊为咳嗽变异性哮喘，怪不得越吃越严重呢。

咳嗽变异性哮喘，是指以慢性咳嗽为主要或唯一临床表现的一种特殊类型哮喘。这种病很隐匿，早期不容易诊断，患者刚开始发病时，大多以持续性咳嗽为主要症状，多发生在夜间或凌晨，常为刺激性咳嗽，此时往往被误诊为支气管炎，给予抗生素消炎治疗。这个时候往往是越治越严重，因为抗生素本身也能诱发过敏疾病。

所以，在生活中，家长一定要警惕孩子咳嗽，因为这也可能是哮喘。如果孩子吃了治疗咳嗽的药物没有效果，或者越来越严重，家长应该给孩子做一个变应原检查，或是肺功能检查，以判断是不是哮喘。或者直接用一些抗过敏的药物，如顺尔宁，试探性地喂孩子吃一点，观察有没有效果，如果效果立竿见影，则说明孩子患的就是哮喘。

孩子常见外感疾病防治常识　第二篇

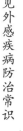

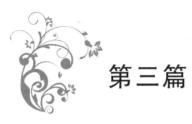

第三篇

小孩子耳鼻喉问题一扫光

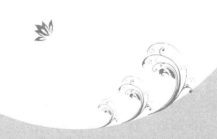

1. 小孩子的鼻炎、鼻窦炎到底是怎么回事

小孩子脏腑娇嫩，形气未充，属于"稚阴未长，稚阳未充"之体，整个小人儿就像是正在茁壮成长的小树苗，虽然生命力旺盛，但小身板柔弱，不抗风吹、不耐雨淋，容易受到外界环境的干扰。

所以，每逢气温骤变的时候家长们就开始紧张了，因为这个时候小孩的鼻子最容易出问题，出现鼻塞、鼻炎、打喷嚏、流鼻涕什么的。

有的家长很纳闷，觉得人有四肢百骸、五脏六腑，怎么那些病毒、细菌总是跟小小的鼻子过不去呢？对此，河南中医学院第一附属医院耳鼻喉科专家李莹主任医师给大家打了个比喻。她说："人的鼻子是气体进出的门户，就像是房子的大门。客人拜访主人，入门前是不是要拍拍衣服，拂去身上的尘土，而这些脏东西很自然地就掉在了屋门的周围。对空气来说也是如此，为求干干净净进入身体，就不得不把细菌、病毒等在鼻腔内滤掉。这些有害物质如果刺激到鼻腔黏膜就会导致小儿鼻炎。如果更深一步刺激到鼻窦，就会引起鼻窦炎。"

其实仔细算算，经常和鼻子打交道的，也就是鼻炎和鼻窦炎。

小儿鼻炎是指发生在鼻腔黏膜和黏膜下组织的炎症。人有衣服树有皮，而我们的鼻腔内部表面也包裹着一层保护皮，它就是"鼻黏膜"。别小看了这些看似不起眼的鼻黏膜，它们所发挥的作用对人体来说至关重要。

人的鼻腔黏膜主要扮演着三个角色，分别是"调温器""加湿器""清洁器"。调温器用来调节温度，人体对气温有个耐受度，过热过冷都不行，鼻黏膜能把吸入肺部的空气维持在合适的温度，不至于损伤肺脏；加湿器用来湿润空气，有时候外界空气过于干燥，鼻黏膜就在空气经过鼻腔的时候将其加湿一下，让人们舒爽地呼吸。

清洁器就是过滤空气中的有害物质，我们知道空气中漂浮着许多细微的灰尘、细菌、病毒及病原体等，而鼻黏膜可以帮忙先行过滤，不至于让它们直接侵入肺脏。

也正是因为鼻黏膜"清洁器"的功能，才会害得它经常发炎。当鼻腔受到致病原侵袭时，这些病菌就会刺激局部鼻黏膜，人体出于自身保护机制，鼻黏膜局部的毛细血管就会扩张，充血，水肿，渗出，继而表现为鼻塞、鼻痒、打喷嚏、流鼻涕等。

所谓鼻窦炎，顾名思义就是在鼻窦的位置出现了炎症，那么鼻窦在哪个位置呢？

人的鼻腔周围有多个含气的骨质腔，它们隐蔽在鼻腔旁边，就像是蜂窝一样，这些空腔就是窦腔。人的头面部骨骼内一共有四组共八个窦腔，它们分别是额窦、筛窦、上颌窦和蝶窦，有减轻骨骼重量，协助发音共鸣，保留气味分子以增强嗅觉的作用。而鼻窦的黏膜与鼻腔黏膜是相互延续的，没有楚河汉界之分。因而鼻腔黏膜发炎，如处理不及时，常常会波及窦腔黏膜，发生炎症。

所以说，鼻窦炎和普通鼻炎的发病机理是一样的，无非是发病的位置不一样而已，普通鼻炎发病在鼻腔黏膜，而鼻窦炎发病在鼻窦黏膜，比鼻炎更深一步。也就是说孩子有鼻窦炎就一定有鼻炎，但有鼻炎不一定有鼻窦炎。

对鼻窦炎的确诊，家长和医生都无法凭肉眼办到，必须借助于医疗仪器。而临床上最常用的便是 CT 检查。但是李大夫告诫大家，

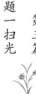

小孩子耳鼻喉问题一扫光　第三篇

鼻窦炎患儿千万别频繁地拍片子，因为儿童接触放射物质太多，会增高成年后患肿瘤的概率。大家可以选择其他普通的检查方式，如鼻腔镜，虽然身体上受点罪，但是没有副作用。

别看鼻子虽小，麻烦却不少，孩子们十有八九都遭过鼻子上的罪。但是，大家千万不要因为鼻子爱生病而怨恨它，因为"外感内侵鼻先受之"，它是在代肺受病。鼻子是身体的门户，试想下如果鼻黏膜缴枪投降，敞开大门让病邪直入肺部，那处理起来就更麻烦了。所以，对于疾病家长要学会正确看待，不用过分紧张，也不要过分松懈，要弛张有度，做到治疗上重视，思想上放松。

2. 中医治"鼻"有诀窍

外感风邪，首先犯肺。中医认为"肺之窍在于鼻"，鼻子是肺脏的外候，不论是鼻炎、鼻窦炎还是过敏性鼻炎，只要是鼻子上的疾病，都属于肺气受损。肺主一身之气，肺气受损就是正气受损。正气不足，人体的皮肤腠理就会疏松，对机表起保护作用的卫气就会不牢固，容易被病邪侵扰。

所有，中医治"鼻"有个很重要的原则，就是在治疗鼻子表证的同时，还注重健脾胃，养肺气。

这里李大夫推荐了一款简单实用的茶饮方，家长们可以尝试一下。

🔥 **药方**：黄芪 20 克，白芷 15 克，防风 12 克，桂枝 10 克，开水泡 15 分钟后当茶饮就可以了。

黄芪能补肺健脾，实卫敛汗，托毒排脓。白芷芳香通窍，善祛风解表，是通鼻窍的要药。防风性微温而润，其名字的寓意就是御风如屏障也，能增强卫气。桂枝入肺经，其功效是温经通脉，助阳化气，散寒止痛。拿这些药泡茶可以补中益气，调和营卫，增强身体抵抗力，防治疾病。

此外，家长们还可以让孩子多吃一些健脾益肺的食物，比如山药、大枣、板栗、核桃、莲子、薏苡仁等，多补充一些富含维生素A及维生素B的食物，如柑橘、杏、菠萝、柿子、胡萝卜、西红柿、瘦肉、肝脏、小米、玉米面、糙米、荞麦面等。

如果天气特别干燥，还应注重养阴润肺，可以吃些百合、蜂蜜、雪梨、沙参、玄参、天冬、川贝、银耳等，必要时可以给孩子备一个保温杯装半杯热水，时时以水蒸气熏熏鼻子，让鼻腔时刻保持湿润。

以上这些办法都是健脾养肺补正气的，是治本的。当然，除了固本养肺气之外，当孩子鼻子不通气、不舒服时，家长们也要解决孩子的表证。这里李大夫也推荐了几款应付不同证型的茶饮方，可以帮助孩子芳香通窍，散寒解表，缓解不适。

当孩子表现为鼻塞时，家长可配些中药给孩子。

♨ **药方**：苍耳子12克、辛夷15克、白芷15克、薄荷10克，让孩子以此代茶饮，频频服用。

苍耳子发散风寒，通鼻窍，经现代研究还具有一定的抗炎作用。"辛夷辛夷，心旷神怡"，人只有呼吸顺畅了才能心旷神怡，所以辛夷也是疏通鼻窍的要药。白芷芳香通窍，和辛夷功效相同。薄荷辛凉，能疏散风热，清利头目，最重要的是经研究证实薄荷有很强的杀菌作用。

以此方为基础方，如果患儿伴有流清鼻涕，可加薏苡仁30克，茯苓30克，山药30克。薏苡仁和茯苓都可以利水消肿、健脾去

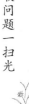

小孩子耳鼻喉问题一扫光　第三篇

湿。山药除了健脾外还有收涩的功效。

如果孩子鼻涕黏稠，可在原方基础上加皂角刺 15 克、野菊花 15 克；鼻涕黏稠说明风热严重，皂角刺辛温，可消肿排脓。野菊花清热解毒，而且还是灭菌能手，用其提取的蓝绿色挥发油可对多种致病菌、病毒有杀灭或抑制活性的作用。

如果孩子头疼比较明显，可加蔓荆子 15 克，羌活 15 克，川芎 20 克，藁本 15 克。蔓荆子、羌活、川芎、藁本这些都是主治头痛病症的常用药。

值得注意的是，本文所提到的药量均是 80 斤以上儿童的正常用量，40 斤以下小孩服用时，药量减半。40 ~ 80 斤之间的小孩服用时药量应减三分之一。

此外，推拿上的一些手法对治疗鼻部疾病非常不错，比如按摩迎香穴，方法简单、效果显著，家长们不妨试一试：迎香穴位于鼻翼旁开 1 厘米处的鼻唇沟中，此穴能治鼻塞，开通鼻窍，所以被称为"迎香"。按摩时家长手捧宝宝的脸蛋，以拇指外侧沿笑纹及鼻子两侧，呈正三角形方向按摩，每次 5 ~ 10 分钟，每日 2 次，按摩后让孩子喝 1 杯热开水。伤风感冒、鼻流清涕或鼻塞不通，尽可多做。

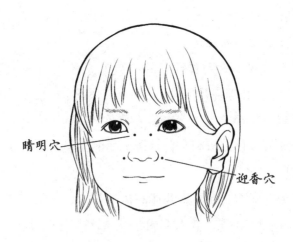

睛明穴　　　　　　　迎香穴

另外，李大夫提醒说，现在很多医院对鼻窦炎患者采取鼻窦炎手术治疗方法，就是用仪器对窦腔黏膜的炎症组织和窦口进行精确地开口，引流出炎症脓液，从而改善和重建鼻窦的生理功能。但她建议对孩子最好不要选择鼻窦炎手术治疗，如果鼻窦发炎严重确实影响生理结构，可以手术治疗，但前提必须是孩子达到 14 岁以上。因为鼻窦对人的脸部造型起着重要的作用，若孩子太小面部鼻窦并未发育成形，过早手术会影响孩子的面部发育。

3. 生活中两个常见鼻腔护理误区

　　第一，频繁用生理盐水清洗鼻腔。其实，用生理盐水清洗鼻腔确实可以起到除菌杀毒的作用，对鼻炎有很好的预防作用。我自己也经常用生理盐水洗鼻子。正好有很多家长在微信上留言问我这个问题，我就找耳鼻喉科的李莹教授问了一下。没想到，得出的答案让我着实吃了一惊。李莹大夫告诉我，用生理盐水洗鼻千万别太频繁，而且一定要用对症。

　　现在很多家长，了解到某个东西好就使劲用，天天用生理盐水给孩子洗鼻腔，有的甚至还专门购买了洗鼻器。如果孩子的鼻腔里确实黏脓性物质比较多，冲一冲也无可厚非。但若是孩子本身鼻腔无炎症，用生理盐水冲洗过度只会伤害鼻黏膜，毕竟小孩子的鼻黏膜本身就相对稚嫩一些。

　　鼻黏膜就像是鼻腔的外衣，衣服洗多了会变旧、易破、御寒作用下降，鼻黏膜洗多了其调节温度、增强湿度的作用自然也会变

小孩子耳鼻喉问题一扫光　第三篇

弱，反倒让孩子更容易感染。所以，家长在给孩子清洗鼻腔的时候一定要控制量，用对症，把握时机。

家长更不要在家自制盐水，因为水质得不到保障，而且制作过程中容易二次污染。需要时直接去医院买就可以，一瓶生理盐水也就三四块钱，能用很长时间。

清洗鼻腔主要是为了清洗鼻腔中的分泌物，也就是咱们常说的鼻涕。李莹大夫还跟我说，别看擤鼻涕很平常，但是很多人并没有掌握正确的办法。孩子鼻子发炎，肯定会伴随着流鼻涕，而擤鼻涕本来是一件小事儿，但恰恰是很多家长在小事儿上栽了跟斗。

第二，擤鼻涕方式不对。在生活中，大部分家长给孩子擤鼻涕，都是用手指头同时捏住两个鼻翼，让孩子攒股劲猛地一哼。其实这样的擤鼻涕方法非常危险，鼻窦的空腔都与鼻腔相通，用力擤鼻涕时鼻腔内压力增高，鼻涕和其中的细菌物质就会瞬间被挤到鼻窦内引起鼻窦炎。

所以，家长们掌握正确的擤鼻涕方法对预防孩子患鼻炎非常重要。擤鼻涕时，先让孩子深吸气，用手轻压一个鼻孔，出气时自会将另一个鼻孔内的鼻涕带出。然后再吸气放开刚才轻压的一侧，堵住已排空的一侧，出气把未排空的一侧排空。

❖ **注意**：千万别同时堵住双侧鼻孔用力擤鼻涕啊。

4. 正确处理孩子流鼻血

小孩子流鼻血是再正常不过的事情了，特别是气候干燥的时候，鼻腔因为失去了鼻黏膜黏液的滋润，容易干燥发痒、鼻垢结痂。这个时候小孩子就喜欢自己拿手指抠，如果在清理鼻垢时没有掌握好轻重，弄破了鼻黏膜上的血管，那就会导致鼻出血。

特别是鼻中隔部位的黏膜，血管很薄，且呈网状血管丛分布，一破连一片，如同火烧连营。一旦被损伤，鼻腔就会流血不止。

其实，仔细想想流鼻血也没什么可怕的，不就和咱们皮肤表面破口流血一样嘛，及时止住就可以了。但是，小孩子流鼻血就不一样啦，很多胆小的妈妈们会被孩子猛然大量流鼻血的阵势吓得惊慌失措，不知该如何处理，慌乱之下就会采取一些错误的处理办法。比如，情急之下用卫生纸塞进鼻腔内以求能快速止血，或者让孩子仰起头，让血液倒流。这些办法都是不可取的。

当孩子流鼻血的时候，不少家长会叫孩子仰起头，以阻止鼻血继续流出。从表象来看，孩子的鼻子确实不流血了，但是大家想过没有，鼻血不从外边流出，难道就不会往里边流了吗，血液倒流入喉咙或胃腔，那后果岂不是更严重。

所以，流鼻血时仰起头止血是自欺欺人的做法，就像鸵鸟在遇到危险时会将头埋在沙子中，这是在逃避现实，解决不了问题。

再说说以纸巾止血的行为，首先从效用上来说，卫生纸不具备止血的效果，被血液浸湿后会迅速萎缩，根本不能起到堵塞鼻腔的作用。其次，卫生纸沾湿后很可能粘连在鼻腔中，反倒使出血的鼻黏膜难以愈合而导致感染、糜烂，把鼻腔搞得一团糟。所以，这个办法也不可取，家长们可千万记住了。

那如何正确处理孩子流鼻血呢？关于这个问题，我专门请教了我们医院耳鼻喉科主任医师李莹。下边我就为大家罗列一下。

（1）以冷毛巾或者冰块冷敷额头，或者是颈部的动脉血管。额头和颈动脉是鼻腔流血的必经之地，血管受冷收缩，会减少血

小孩子耳鼻喉问题一扫光　第三篇

流量。

（2）取一块医用棉球，先用香油充分湿润，然后在外层撒点云南白药（如果家里没有，也可以忽略此步骤），然后缓缓塞入鼻腔。香油可以润滑干燥的鼻腔，同时还具有理气止痛、化瘀止血的作用，用来对付流鼻血效果很好。

（3）让孩子头部向前微倾，然后用手指轻轻按住鼻翼，向鼻膜施加压力，期间需让孩子暂时以口呼吸。每按压 1～2 分钟后松开观察效果，直至止血。

经过李大夫一介绍，原来止鼻血的方法有这么多，而且各个都简单有效，我们爱选哪个就选哪个，怎么顺手怎么来。所以，看见孩子流鼻血，当父母的千万不要紧张，还是那句话，慌则乱，乱则败，镇则稳，稳则安。只要我们处理得当，流鼻血就是小事一桩。

最后提醒大家，中医认为鼻腔出血是因为气血上逆所致，身体有热，则气血上行，平时孩子上火的时候，家长可以选一些具有清火作用的药物，比如金银花、菊花、栀子、雪梨等，给孩子泡水喝，帮孩子清清热，这样孩子就不会经常流鼻血了。

5. 小儿慢性咽炎的"病根"在饮食上

跟医院的专家们坐诊，一个最大的体会就是医生各个都跟"福尔摩斯"一样，勤于思考，善于推理。

有一次跟我们医院的耳鼻喉科专家李莹坐诊，有一个患慢性咽炎的孩子在家长的陪伴下来看病，家长见了李大夫就说："李主任，我的孩子患慢性咽炎已经三个多月了，吃了不少药可总是好不了。"

李大夫检查了孩子的症状，又询问了具体服用的药物，然后对孩子家长说："原来的药不用停，继续服用，每天的饭量减掉三分之一，并且食物以清淡为主，不要再让孩子吃零食了。"

李大夫什么药也没开，就把病人"打发"走了，当时我心中很是疑惑，心想这样做也太不靠谱了吧，病人都说了吃药没治好，怎么还让继续吃原来的药呢。

后来，我专门就小儿慢性咽炎这个问题向李莹老师约稿，便想起了这个病例，于是询问那个孩子的情况，李大夫说孩子又吃了一个星期的药，咽炎便消下去了。我听了觉得不可思议，后来经过李大夫的解释方才恍然大悟。

李大夫说，咽炎就是人体咽部的黏膜组织发生了炎症，咽部黏膜在整个呼吸道黏膜的靠下部位。正常情况下，呼吸道黏膜感染外界病原体后是逐渐往里扩散的，比如当病原体感染鼻腔黏膜时孩子就出现了鼻炎，当感染到鼻窦黏膜时就出现鼻窦炎。

也就是说，病原体感染到咽喉部位黏膜有很长的路程要走，很可能根本到不了咽部黏膜位置就被消灭在半路上了。再说，现在的孩子都是家长们的心肝宝贝，孩子身体稍微不适就紧张得不行，怎么会放任疾病一步一步地往深层次发展呢。

所以，孩子因外界感染而导致慢性咽炎的概率不大。如果不是外部的问题，那就只可能是"后院失火"，病邪直入咽部侵袭咽部黏膜。中医认为咽喉为肺胃之门户，外感在肺，内邪在胃，如果不是肺的问题，那一定是胃的问题。

李大夫说，现在很多孩子喉咙有痰、频频清嗓子，来医院一查便是咽炎，这主要是孩子饮食不合理造成的。以前物质水平低，小孩子的饮食比较单一，吃得也少。现在生活条件好了，家长恨不得搬座金山银山给孩子，食物丰富无比。小孩子吃东西不知道饥饱，看见喜欢吃的就使劲吃，直到胃里盛不下。但是小孩子脾胃娇弱，消化不了，于是火热上炎，熏蒸咽喉，导致黏膜干燥，咽喉失养而发病。

听到这里，我才明白，为什么李大夫对那个小孩的家长交待要减少孩子的饭量，原来她这是在釜底抽薪，把咽喉黏膜下边的"小火炉"给灭掉，这才是治疗咽炎的重点呀。

提到饮食的话题，李大夫再次强调说，有句俗话叫"早饭是金，中饭是银，晚饭是铜"，说白了就是早饭要吃好，午饭要吃饱，晚饭要吃少，但是现在人生活习惯不好，往往是白天没时间好好吃饭，晚上回家八九点了才开始大吃大喝。家长饮食不健康，最先影响到的就是孩子。孩子的胃尚未发育成形，伸缩性没有成年人那么好。而且，孩子的食管也比较短，如果晚上吃太饱再睡觉，平卧以后食物就会返流到咽喉，刺激咽喉黏膜，进而引发炎症。

很多家长看到孩子晚上睡觉时喉咙总是反复做吞咽动作，觉得很奇怪。其实一点儿不奇怪，"胃不和则卧不安"，饭都倒流到咽喉了，孩子能不反复做吞咽动作吗？

所以，防治小儿慢性咽炎的关键在于合理控制孩子的饮食，保证三餐饥饱适度，注重清淡饮食。

另外，当孩子出现慢性咽炎症状时，家长也不是无事可做，中医有一些简便的小验方可以帮助消除不适症状。

如果孩子频频清嗓子，咽部有异物感，家长可以取些消痰润肺，散气利咽的药物熬水给孩子喝。

☙ **药方**：苏叶15克、角茴香15克、青果15克、甘草10克。

如果孩子咽喉疼痛比较厉害，这时可选一些清热解毒、发散风热的中药，泡茶饮用。

☙ **药方**：金银花、菊花、冬凌草各 15 克，薄荷、甘草各 10 克。

如果喉咙比较干燥，说明阴津耗损严重，此时可选一些滋阴润肺、生津利咽的中药，泡茶饮用。

☙ **药方**：玄参 15 克、麦冬 15 克、沙参 15 克、石斛 15 克、甘草 10 克。

如果孩子只是单纯咳嗽，可以用一些化痰止咳的药，泡茶饮用。

☙ **药方**：矮地茶、桑叶、陈皮、枇杷叶各 15 克，甘草 10 克。

这四个茶饮方几乎包涵了临床上所有的咽炎症状，而且药材都是常见的中草药，购买方便，价格便宜，每次取一小撮给孩子泡杯茶，对改善孩子咽喉不适很有帮助。

6. 孩子人来疯，谨防"叫喊性喉炎"

小孩子就跟永动机一样，永远都有使不完的劲，特别是在人多的时候，各个都是"人来疯"，高兴起来就会活蹦乱跳，大喊大叫。不过，很多家长表示自己的孩子在"疯癫"过后，紧随而来的便是声音嘶哑，喉咙肿痛。

喉咙上通咽，下接气管，因为里边含有声带，所以是人体发声的重要器官，我们平常说话、唱歌都离不开它。但是，大家可能不知道，其实我们的声带只是很薄的一层膜状解剖结构，左右对称，就像是知了的翅膀，很薄很娇嫩，如果我们用嗓过度，声带就会受

小孩子耳鼻喉问题一扫光　第三篇

损，喉咙就会发炎。

这一点我想教师朋友们深有体会，如果连着讲几节课，喉咙就受不了，哑得说不出话。

大人尚且如此，更别说细皮嫩肉的小孩子了。而且孩子们各个都是"性情中人"，高兴起来就笑得地动山摇，伤心起来就哭得天昏地暗，从不会呢喃细语地表达感情，这样用嗓很容易引起喉咙发炎。

有的家长发现，自己的孩子从幼儿园一回家，说话声音就不对劲，沉闷嘶哑，说话跟老牛一样，这肯定是因为孩子在幼儿园和小朋友们玩得太兴奋，用嗓过度而导致喉咙发炎。所以，如果您的孩子声音沙哑，又没有明显的感染诱因，那十有八九是得了"叫喊性喉炎"。

大人得了喉炎无非是声音沙哑，喉咙干涩，吃点润喉片，歇歇嗓子，挺几天就过去了。但小孩子得了喉炎，特别是婴幼儿，家长们可千万不能掉以轻心。因为对于儿童来说，喉部的结构和大人不一样，小孩子的喉腔狭小，喉软骨柔软，黏膜松弛，黏膜淋巴管丰富，发炎后容易肿胀发生喉阻塞。

小孩子本身咳嗽功能也不强，如果分泌物再多一点，很可能就会使呼吸道完全堵塞，使孩子呼吸困难。如果感染了急性喉炎，不及时诊治，还会危及生命。

所以家长们千万别小看了喉炎，如果觉察到孩子说话不对劲就得及时采取措施。这里有一个治疗喉炎初期声音嘶哑的茶饮方，大家不妨一试。

♨ **药方**：木蝴蝶15克，胖大海15克，石斛15克，角茴香15克，桔梗15克，甘草10克，泡茶喝。这个是一天的量，使用的时候就像咱们平日里泡茶叶一样，一次抓一小撮，一天内把药物喝完就可以了。

方中的木蝴蝶是清肺利咽的中草药，能清肺热，利咽喉，对治疗急慢性支气管炎、咽喉肿痛、扁桃体炎等疾病都有很不错的疗效；胖大海这味药大家也很熟悉，很多人常用它来泡茶饮用，它具有清热润肺、利咽解毒、润肠通便等多种功效；石斛可以益胃生津，滋阴清热，同样可以去火消炎；角茴香俗称咽喉草，听名字便知道是治疗咽喉疾病的药物，它具有很强的抑菌作用，单独一味就可以治疗喉炎；桔梗宣肺、利咽、祛痰、排脓，偏重于理气活血。中医把喉炎归为"喉痹"，痹者，闭塞不通之意。身体什么时候会闭塞不通？当然是气血运行不畅，气结血瘀的时候，此时正好可以用桔梗来理气活血；甘草调和诸药，增强药效，其本身也有清热解毒的作用。诸多治疗喉咙的草药合在一起，自然对治疗喉炎有一定的效果。

当然，这个小验方只能应付慢性咽炎，缓解喉炎初期时一些咽干、声哑等症状，如果孩子病情急切，家长一定要尽快带孩子去医院。记住，孩子年龄越小，病情的危险性就越大。

7. 为什么平常不用给孩子挖耳屎

在我们医院的耳鼻喉科，经常会接诊一些耳膜穿孔或损伤的小孩子。按理说，耳膜长在耳道里边，距离外耳道口约三厘米深，可谓是深藏不露，并不容易遭受外界损伤呀。

但是，有些家长们没事总喜欢拿棉签、耳勺等器具去掏宝宝的

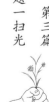

耳屎，而且还一定要掏干净为止。

这里，河南中医学院第一附属医院耳鼻喉科的主任医师李莹大夫提醒各位家长：孩子的耳朵掏不得！

和大家的心情一样，我在听到李大夫的这句话时心里也顿时冒出来了十万个为什么。我为孩子定期清理清理耳道怎么还有错了呢？后来，经过李大夫的细心解释，我才恍然大悟，原来自己在这方面存在这么大的误区。

首先，从操作手法上讲，给小孩子掏耳朵需要一定的技巧，并不是随便找个棒棒就可以了。小孩子的外耳道远没有发育成熟，耳内皮肤很娇嫩，而且外耳道大多呈扁平缝隙状，并不容易操作，家长给孩子掏耳屎完全是凭自己的感觉，力度、深浅拿捏不到位就会出事故，一旦掏伤耳内皮肤就会引起炎症，生疖长疮，严重的可能会把耳膜捅破，导致孩子听力损伤。

咱们常说不怕一万就怕万一，哪怕你给孩子平平安安掏一百次耳屎，但只要有一次没弄好，后果便是无法挽回的。所以，家长千万不要随意给孩子清耳屎，掏耳朵。

其次，耳屎虽然听起来名字不怎么高雅，但它并不是耳道里边的垃圾，而是对耳道具有保护作用的重要物质。

耳屎是由外耳道耵聍腺分泌出的淡黄色黏稠液体遇空气干燥后形成的，呈薄片状散布在耳道内。一方面，它们可以滋润外耳道；另一方面，它们就像是耳道上布满的哨兵，可以阻止异物侵入耳朵，像一些虫子、灰尘、杂物等，一进耳道就会被耳屎给粘住，这样就可以保护耳道和鼓膜，从而有效防止外耳道炎、中耳炎的发生。

同时，耳屎还能起到"消声器"的作用，降低打雷、爆炸等的音量，进而保护听力。小孩子的听力都处于发育阶段，所以这一点对他们来说尤为重要。

看，耳屎虽然背着不洁的名号，但干的可都是高尚的活。所以，小孩子的耳屎家长们轻易掏不得，若有一天你真的把耳屎掏干净了，耳道反倒不安全了，相当于少穿了一件防护服，把自己裸露在外边了。

其实，孩子耳道里有耳屎，家长们大可不必犯"洁癖病"，一般来说，耳道的"衣服"脏了，它自己会主动换新的，耳屎会随着孩子的咀嚼、张口或打哈欠等活动，借助于下颌等关节的运动自行脱落，并排出耳道。所以家长们并不需要主动清洁，耳屎掏多了有害无益，临床医生发现，经常掏耳屎，会使外耳道的皮肤因为经常受到刺激而形成外耳道乳头状瘤。

当然，并不是说耳屎不需要清理，当耳屎因为遇水凝聚堆积，阻塞了外耳道时就应该主动清理了。但即便如此，家长们还是尽量不要自己动手，最好是去医院的耳鼻喉科，由专业医生进行操作。大夫们会先戴上耳镜对耳道进行一番侦察和评估，然后注入药水将耳屎软化，再用温水把耳屎冲出来。整个冲洗过程非常舒服，孩子不会感觉到一点疼痛，也非常安全，是家长们的不二选择。

8. 小儿患中耳炎不用怕

有些孩子长期感冒发烧，头晕头痛，在呼吸科查不出来原因，经耳鼻喉科的大夫一会诊，发现原来是中耳道发炎了。

人类的耳道结构可分为三个部分，分别是外耳、中耳和内耳。

以耳膜为界，外耳在耳膜之外，中耳在耳膜以内。很多家长疑惑，中耳有耳膜的保护，与外界隔绝着怎么还会发炎呢？

确实，只要耳膜没有破损，外界的一些致病因素很难对中耳道造成影响，比如咱们平时耳道进水，因为有耳膜阻拦，水并不会流入中耳道。但是，大家不要忘了，人体的五官七窍都是相通的。在中耳腔内，有一条细管子通往鼻咽部，医学上称为咽鼓管，是与外界沟通的一条通道。

平时，咽鼓管是关闭着的，只有在人们吞咽、咀嚼、打哈欠的时候才会打开。咽鼓管打开的时候空气就会补充进去，使耳道内外气压保持相对稳定，同时中耳道黏膜新陈代谢的废物可以引流出来，可以说对保持耳朵功能正常发挥着非常重要的作用。

但也恰恰是这个通道的存在，为细菌、病毒等致病因素提供了便捷之道。如果周围组织发生炎症，如患急性鼻炎、扁桃体炎等上呼吸道感染时，鼻咽部的分泌物会因为人们擤鼻涕太猛而进入中耳，引起中耳黏膜发炎。特别是小孩子的咽鼓管，发育不成熟，短、宽、直，呈水平位，细菌更容易从咽鼓管进入中耳。

小孩子患了中耳炎，家长不必过分紧张，不必立即采取手术治疗。小孩子脏腑轻灵，随拨随应，不像成年人脏腑重浊，对药物不敏感。孩子们患病，只要辨证正确，用药得当，好得非常快。一般来说，只要多休息、多饮水，配合中耳局部的消炎处理和药物内服抗感染，便能起到很好的治疗效果。

所以，李莹大夫建议对于中耳炎患儿至少要保守治疗 2 到 3 个月以上，且在无效的情况下才考虑手术治疗。

此外，很多家长表示不知道怎么确定孩子是否中耳发炎，因为小孩子不善于表达，且常描述不清。这时家长们就要学会在细节之处见真伪了，比如：平时孩子看电视的时候，把电视的声音开得很大；或是喊孩子的名字时，总是要叫好几声他才答应；或者是小孩子常用手指轻轻按压耳朵，并烦躁哭闹。如果孩子在生活中出现这样的现象，家长最好带孩子去医院耳鼻喉科做相应的检查进行确诊，防患于未然。

9. 鼻塞不通找迎香穴和印堂穴

肺为娇脏，就像个弱不经风的小姑娘，外感风邪最容易伤到她。而且肺开窍于鼻，只要外界气温骤变，小孩子就容易出现鼻子不透气，鼻痒、鼻塞、打喷嚏。

孩子鼻塞不通会影响呼吸，有的孩子为了保证能呼吸到足量的空气，会不自觉地选择张嘴呼吸，这样空气不经过鼻腔过滤而直入肺部，会大大增加感染疾病的机会。

所以，孩子出现鼻塞症状时，家长千万不要掉以轻心，要及时帮助孩子疏通鼻腔。人的鼻部有一个专门治疗鼻塞不通的穴位，大家须谨记，这便是迎香穴。

迎香穴位于人体面部，鼻翼旁开约一厘米皱纹中，左右各一个，咱们做眼保健操时，其中有一节动作就是点揉迎香穴。取穴时一般采用正坐或仰卧姿势，眼睛正视，在鼻孔两旁笑纹（微笑时鼻旁八字形的纹线）中即是此穴。

知香臭者，鼻也。迎，便是迎接的意思。大家可以将此穴理解为在大堂中时刻保持微笑迎接来宾的侍者，它可是一家店的门面，地位很重要。

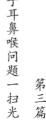

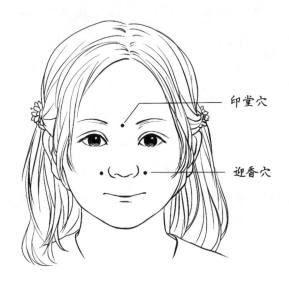

中医认为此穴能治鼻塞，开通鼻窍，从医学的角度讲，按摩迎香穴，可有效地改善局部及其临近组织的血液循环。

家长操作时，让孩子正坐在自己面前，婴幼儿可以取平卧姿势，然后家长用拇、食两指在鼻翼两侧自上而下推摩3分钟，再重点揉压迎香穴1分钟，当鼻腔有热感时气息就通畅了。每隔2～3小时做一次，可有效缓解鼻塞。

印堂穴

迎香穴

此外，有些孩子鼻塞不通是由于本身患有鼻炎或鼻窦炎，这类孩子一般还伴有头部疼痛，这时可再加一个印堂穴。

印堂穴是经外奇穴之一，位于人体的面部，两眉头连线中点。人们常说"印堂发黑"，指的就是这个位置。中医认为此穴的主要功用是清利头目，通鼻开窍。按摩时家长用大拇指指腹轻揉回旋按摩，力度适中，不要大力按压，每次施治3～5分钟，每日2～3次。除了可以缓解鼻炎患者因为长期鼻塞不通引发的头痛外，还可以增强鼻部黏膜上皮细胞的增生能力，并能刺激嗅觉细胞，使嗅觉灵敏。

捏小手开小方

好孩子身体棒

"不闻香臭从何治，迎香印堂可堪攻"。各位爸爸妈妈，治疗孩子鼻塞，这两个穴位一定要记牢了呀。

10. 孩子老是抠鼻子，须防鼻内有异物

给各位爸爸妈妈们说一件我晚上亲历的事，相信对大家也非常有用。我也真是体会到，当爸妈真是啥时候都得操心啊！

有天晚上临睡前给孩子讲故事。虽然关着灯，但是依稀还可以看到孩子的面孔。我就发现这孩子隔一两分钟就抠一次鼻孔。其实孩子从前天就开始抠鼻孔了，而且说话的时候鼻子里嚷嚷的。我以为孩子感冒了，还给他用苹果和葱白熬了水喝。

我当时想孩子是不是有鼻屎啊，就把灯打开，拿了棉签，想给他清出来。在灯下，我果然看到儿子鼻孔里有黄黄的一块儿。于是我就拿着棉签往外拨。

拨到一半儿的时候就吓我一大跳，马上叫我媳妇过来看。拨出来我们一看，是一块儿折了两三层的塑料纸。幸好上面粘上了鼻屎，比较黏，所以用棉签一拨就出来了。

事后我真的很害怕，心想，要是孩子再用点劲儿，把这片纸捅到鼻腔里，谁能发现得了啊！第二天，孩子果然也不"感冒"了，鼻子也不痒了。

再说一件事，老家一个亲戚带他孩子来看病，小孩一直咳嗽，隔三差五就发烧，在下面的基层医院看了个遍，都看不好。后来来到我所在的医院。一检查，原来气管里有个花生米。这颗花生米经

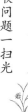

常刺激气管引起炎症，所以才反复发烧。我婶儿说，最近住院花的钱，不知道可买多少颗金花生米了，但花多少钱不说，孩子受罪啊！

所以我想提醒咱们的爸爸妈妈们，如果孩子老是抠鼻子，千万要在明亮的地方看一看。如果看到不像是鼻屎的东西，最好不要自己往外拨，万一越拨越靠里面呢？最好赶紧去医院看看。

当然，我把那个异物清理出来以后，也问儿子，为什么把这东西塞到鼻孔里，他也说不清楚。我只能反复叮嘱他，以后千万不能把东西往鼻孔里塞了。

11. 治疗过敏性鼻炎的诀窍

很多人在微信上留言强烈要求我说一说过敏性鼻炎，今天就来说说！我以前经常从河南中医学院一附院耳鼻喉科主任医师李莹门诊前经过，那里每次都人满为患。我一采访，怪不得人家看病那么好，是因为有诀窍啊！

李莹大夫说，中医认为，过敏性鼻炎主要是由于肺、脾、肾三脏虚寒所致，肺气虚弱、卫表不固、腠理疏松时容易导致风寒之邪袭表犯肺、上入鼻窍，从而出现鼻痒、鼻塞、流涕、打喷嚏等症状。由于肺、脾、肾三脏虚寒，因此许多过敏性鼻炎患者除了鼻部不适外，还多伴有畏寒怕冷、四肢不温、大便溏薄、小便清长、五更泻等症状。

所以说，对于过敏性鼻炎患者来讲，如果在选用鼻复康丸、香菊片、鼻渊通窍颗粒等通窍的药物时，如果能在专业医生的指导下辅以屏风生脉胶囊、补中益气丸、金匮肾气丸等具有"补气"作用的中成药，则效果会更加明显。尤其是在秋冬这种适宜进补的季节，如果在用治疗鼻炎的药物将鼻炎控制住后，再吃一段时间补气固表的药物，对调整人体阴阳平衡、预防过敏性鼻炎复发、改善四肢不温等症状效果会更好。

在临床上我还发现一个非常重要的问题，李莹主任说，许多患者反映，在过敏性鼻炎发病时，自己到药店去买药服用后效果非但不理想，反而有加重甚至诱发胃部不适的情况。其实，这主要是由于药店里常见的药物多是清热泻火的药物，而这些药物主要是针对普通的由感染引起的鼻炎。也就是说，一般的感染性鼻炎多与热毒上升有关，而过敏性鼻炎多由虚寒所致，其发病的原因正好相反。

因而，本身就阳气不足的过敏性鼻炎患者如果再服用清热泻火的药物后，反而会导致阳气受损，加重病情。对于由感染引起的鼻炎与过敏引起的鼻炎的区分上，李莹主任说，一般来讲，过敏性鼻炎患者流的多是清水鼻涕，而感染性鼻炎患者多流黄浓鼻涕。

在饮食上，过敏性鼻炎患者可适当补充一些富含维生素 A 及维生素 B 的食物，如柑橘、杏、菠萝、柿子、胡萝卜、西红柿、瘦肉、肝脏、小米、玉米面、糙米、荞麦面等。另外，有两个按摩的小方法对预防过敏性鼻炎很有针对性，并且简单易行，患者不妨一试：

（1）按摩迎香穴，每次 5～10 分钟，每日 2 次。

（2）用两手大鱼际，沿两侧迎香穴上下按摩至发热，每日数次。（注：大鱼际就是我们俗称的大拇指根部的肌肉。）

小孩子耳鼻喉问题一扫光　第三篇

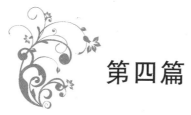

第四篇

如何让孩子睡得安稳

1. 为什么扁桃体会反复发炎、肿大

最近，很多家长强烈要求我问一下儿科大夫关于扁桃体发炎、肿大，引起孩子反复感冒发烧的问题。看来，这个问题把家长折腾得够呛啊！有些家长还纠结，到底要不要动手术把它给切除了。我抽空采访了一下非常受家长们欢迎的一个儿科大夫——河南中医学院一附院儿科三区主任医师都修波教授。他给我讲得非常透彻，咱们一起来看看。

先说说扁桃体，其实，家长们带孩子找大夫看病时，大夫常常会拿一个压舌板，看孩子的咽腔。那么，大夫都看什么呢？其中一个重要的器官，就是扁桃体。虽然经常会听大夫说扁桃体发炎什么的，但是，大家对它的真面目并不一定了解。来，今天咱们一起，先认识一下这个器官吧！

咱们张大嘴巴的时候，会看到咽喉里有一个悬着的像小舌头一样的东西，这个就是悬雍垂。在悬雍垂的左右两侧，各有一个窝，叫扁桃体窝。既然叫扁桃体窝，那扁桃体肯定就"生活"在里面啦。

正常情况下，扁桃体是一个免疫器官。教科书上说得比较严谨，说它可以产生淋巴细胞和抗体，故具有抗细菌抗病毒的功能。形象地说，扁桃体是咱们呼吸道的一个门户，也就是说，外界的细菌、病毒，要想侵犯孩子的身体，就得先进犯扁桃体。再加上这个地方本身就是吃饭和呼吸的必经之路，因此经常接触病菌和异物。

所以，扁桃体就容易发炎、肿大、充血。这时候，小孩子就会表现为反复感冒、发烧。

现在回答家长关心的第一个问题——扁桃体肥大到底要不要手术？一般来讲，扁桃体在它们的"老窝"里，是看不到的，如果肿大到能看到了，那就是Ⅰ度；如果不仅能看到，而且还"胖"得超出了窝，接近咽后壁的中线，那就是Ⅱ度了；如果肥大到超出中线了，那就是Ⅲ度了。

一般情况下，扁桃体肥大到Ⅰ度、Ⅱ度的时候，不会影响到孩子的呼吸，或者对孩子的呼吸影响得不严重。

但是，如果肿大到Ⅲ度，这时候就会影响到孩子的呼吸了。你想一下，扁桃体超过中线的时候，就像"两扇关得不太严的门"一样，怎么能不影响到孩子的呼吸呢？这时候，有扁桃体肥大的孩子在晚上睡觉的时候，就会打呼噜，甚至出现呼吸暂停。爸爸妈妈们，明白了吧？

而到了这时，如果药物治疗效果不好，就要考虑手术了。再就是扁桃体肿大虽然没有达到Ⅲ度，但是，由于扁桃体经常发炎，导致孩子反复感冒发烧，诱发了孩子的一些其他疾病，比如肾炎、风湿等，此时也要考虑手术。

特别提醒家长们，如果没到这种程度，不建议把扁桃体一切了之，毕竟它是一个免疫器官，是身体的一道屏障。

现在回答家长关心的第二个问题——扁桃体发炎，病根儿到底在哪儿？很多家长觉得，孩子反复感冒发烧，都是扁桃体的错。

——错了。

中医说，治病必求于本！那么，这种病的病根儿在哪儿呢？根本还在于孩子的抵抗力差，以及孩子的饮食方式有问题。

中医说"邪之所凑，其气必虚"，意思是说，外邪（也就是细

如何让孩子睡得安稳　第四篇

捏小手开小方

好孩子身体棒

菌和病毒等）一侵犯，人就生病，那跟正气亏虚有很大关系。那么，这类孩子，从中医上讲，多属脾肺气虚，因为"脾生气，肺司气"嘛！

脾肺气虚的时候，人的正气（也就是抵抗力）就会比较差。这时候，用中医进行调理效果就会比较好，吃些健脾、益气、补肺、固表的中药。人体的正气补上去了，孩子抵抗力增强了，感冒发烧的次数少了，扁桃体的问题慢慢也就解决了。当然，还有一类孩子是痰热瘀结，这时候可以用一些清热化痰、解毒散结的中药。虽然不能让肿大的扁桃体乖乖回到窝里去，但是确实可以让它变小一些。这时候，病情自然就减轻了。等到孩子到了青春期，扁桃体自然萎缩，这个难题就不攻自破啦！

因此，若孩子因为扁桃体的问题反复感冒发烧，家长可以带孩子到中医院去调理一阵子。尤其是冬天，正是进补的好时节，有的大夫还可以开膏方，家长给孩子买一些益气膏、养阴膏、冬令固本膏等，吃着非常方便，每天让孩子吃一小袋，慢慢地，孩子的抵抗力就上去了。

现在回答家长关心的第三个问题——孩子扁桃体反复发炎，在生活中该注意些什么？

都修波大夫说，饮食随意是一个很重要也是很容易被忽视的原因。比如，孩子经常吃一些生冷或者辛辣的食物。其实，这些过凉的或者过于辛辣的食物，容易引起局部的抵抗力下降。这时候，细菌和病毒一来，就容易诱发感染引起发炎。并且，感染一次，病情加重一次，感冒发烧的次数也就越来越频繁。

所以，家长们要注意，给孩子吃水果的时候，可以先加热一下，别让孩子吃冷饮等。平时多带孩子晒太阳，多做户外活动。还可以选择一些穴位，给孩子进行按摩。比如，背上的肺俞、肾俞，腿上的足三里等穴位。

2. 孩子腺样体肥大怎么办

最近很多妈妈们在微信中留言问我孩子腺样体肥大的问题，比如腺样体到底是个什么东西，对孩子的影响有多大，而最令家长纠结的问题就是腺样体肥大应不应该手术摘除。对于这些问题，我也细细请教了河南中医学院一附院儿科五病区主任闫永彬博士。

首先给大家解释下什么是腺样体。提起"腺样体"这个名词，大家估计都很陌生，想必若不是从专业大夫的口中得知，很多家长到现在都不知道我们身体里还有一个叫"腺样体"的玩意儿。不过，闫大夫说，腺样体是咽扁桃体的医学别名，其实就是扁桃体，属于人体的一群淋巴组织，无非是换了个马甲。

扁桃体大家都知道，别说是小孩子，咱们成年人的扁桃体也经常发炎，一发炎喉咙就肿胀疼痛，感冒发烧。但是，腺样体并不等于咱们口中的这个"扁桃体"。

其实，人体的扁桃体不是一个，而是三个。分别为腭扁桃体、咽扁桃体和舌扁桃体。

腭扁桃体位于口咽外侧壁，在腭咽弓和腭舌弓之间的三角形凹陷处。舌扁桃体位于舌根和咽前壁部位。

咽扁桃体附着于鼻咽的顶壁和后壁交界处，大概位置在后鼻道后边，通过肉眼咱们是看不到的。去门诊检查，拍一个鼻咽侧位片就可观察到，确诊并不困难。

如何让孩子睡得安稳　第四篇

— 107 —

腭扁桃体和舌扁桃体通过肉眼可以看见，就在人体咽喉端。咱们家长带着孩子去门诊看病，大夫们都会掏出压舌板，打开小手电，同时让孩子张开嘴发"啊"音，他们观察的就是腭扁桃体和舌扁桃体。正是因为生活中大家常常和这两个扁桃体打交道，久而久之，咱们就在它们之间画了等号，而忽视了另一个同等重要的扁桃体——咽扁桃体。

想必正是因为大夫们怕咱们普通人把几个扁桃体搞混，才把咽扁桃体改称为"腺样体"吧。

既然腺样体是扁桃体的一种，那它就和"扁桃体"一样，也特别容易因发炎而肿大，如果儿童时期受到感染，患上急性鼻炎、急性扁桃体炎及流行性感冒等，腺样体受到牵连就会迅速增生肥大。

因为腺样体位于鼻咽部位，一旦增大就会堵塞鼻腔，影响孩子的呼吸。

闫大夫说，临床上很多小孩子都是因为晚上睡觉打鼾，来医院就医后才被进一步确诊为腺样体肥大的。很多家长带孩子来就诊的时候不理解，说怎么小孩子晚上睡觉打起鼾来比大人还厉害，这就是因为腺样体肥大堵塞后鼻孔及咽鼓管咽口，使孩子呼吸不畅。

如果您的孩子在睡觉的时候鼾声不断，张口呼吸，还不时翻身，白天经常吸鼻涕，说话时有闭塞性鼻音，精神欠佳，记忆力减退，学习成绩下降，那很可能就是腺样体肥大惹的祸，应及早去正规医院的耳鼻喉科门诊进行检查。

其实，腺样体肥大在医学上并不是什么疑难杂症，大夫确诊也很容易，容易出问题的环节其实是家长这一环，因为它很容易被家长忽视。当孩子患感冒、鼻炎的时候，因为症状强烈，家长们都很上心。但是通过治疗，在感冒、鼻炎等症状消失之后，因受炎症牵连而肥大的腺样体还未恢复正常。这个时候孩子只是晚上打鼾，平常就是吸吸鼻涕，也没什么大的反应，家长们可能就会掉以轻心，特别是现在做父母的都忙，更会对一些小事不放在心上。

但是，闫大夫提醒家长们千万别小看了这些小毛病，千里之堤，溃于蚁穴，因为腺样体肥大导致孩子长期张口呼吸，会使面骨发育障碍，上颌骨变长，硬腭高拱，牙列不整，久而久之会引起面相改变。谁家父母不想自己的孩子长成帅小伙、靓公主，所以爸爸妈妈们照顾孩子一定要用心啊，要当一个福尔摩斯，及时捕获疾病信号。

那腺样体肥大怎么治疗呢？用不用做手术切掉，落个一了百了。这里，闫大夫也给出了专业建议：对于腺样体肥大的孩子，6岁是一个坎。6岁之前不建议切除，注重采取保守治疗。6岁之后如果还肥大便建议手术切除。

腺样体是咽淋巴环内环的重要组成部分，是孩子抵御各种致病微生物的第一道防线，起着"代主受过"的作用，做家长的可不能自毁长城，为了向外敌示好，斩了自家将军，这种亲者痛仇者快的事情咱可不能做。

腺样体有一个生长周期，4~6岁时为腺样体增殖最旺盛的时期，也是发病率最高的时间段，6岁以后腺样体就会逐渐萎缩。孩子要不要做手术，关键是看6岁前后腺样体的具体表现。6岁之前最好采取保守治疗，用中药活血化瘀、软坚散结。如果到了6岁，孩子腺样体仍然经常出现肥大，那便可以手术切除。因为，到了该萎缩的时候不萎缩，就相当于当初护主的将领叛变投敌了，我们要尽早除掉。

当然，闫主任给的这个建议只是一个基本原则，具体治疗还要看具体病情，如果6岁之前孩子腺样体肥大特别严重，影响孩子的心、肺功能，我们也应该权衡利弊，及早手术治疗。

如何让孩子睡得安稳 第四篇

3. 孩子打呼噜的病根在哪儿

不要以为晚上睡觉打呼噜只是大人们的专利，有些孩子打起呼噜来也是很厉害的。

有一次，一个朋友让我帮忙推荐一个治疗失眠的专家，我问她是不是遇见什么烦心事了，结果她满脸郁闷地对我说："唉，别提了，家里边丈夫孩子打呼噜就跟比赛一样，此起彼伏，让人根本没法好好睡觉。"一人打呼噜，全家"熊猫眼"，更别说我的这位朋友每天要经历双重摧残了。

其实，别看打鼾者干的是"利人不利己"的事儿，但他们自己也在面临着健康危机。近年来，打鼾的问题越来越受到社会群体的关注，特别是小儿打鼾，更是深深困扰着无数的父母。可怜天下父母心，很多家长只为孩子能安安静静、舒舒服服地睡上一觉，而四处拜名医、寻良药。我也是为人父者，明白家长们的苦心，为了能让家长们少走些弯路，我专门采访了我们医院治疗小儿打鼾很有一套的国家级名老中医郑启忠老师。

郑大夫说，首先要纠正一个广泛存在的误区，那就是：打鼾，并不一定是睡得香！

很多人认为睡觉打呼噜就是睡得香、睡得死的表现，但这种认知是错误的。人为什么会打呼噜，是因为人的身体出现了病态的反应。鼾声是由于咽部软腭舌根等处软组织随呼吸气流颤动而产生节律性声音。空气被吸入鼻腔后，要经过长长的呼吸道才能进入肺部，正常情况下人的呼吸道非常宽松，足够让空气自由通过。

但是当人的舌头、咽喉和口腔根部（软腭）的肌肉群过度松弛时，下垂组织便会使气道变得狭窄，空气的流通就会变急促，从而发生震动产生鼾声。就像是广阔的河道，河水缓慢而平静，狭窄的河道，流水急促而激荡。

凡事有因有果，鼾声是果，呼吸道变窄是因，医生治病就要找到这个因，消除这个因。临床上，最容易导致打鼾的疾病就是慢性扁桃体炎、腺样体肥大、慢性鼻炎、鼻息肉、鼻甲肥大、鼻中隔偏曲等，总之，凡是能够引起呼吸障碍的都会导致打鼾。反过来推理，只要是孩子出现打鼾症状，那一定是呼吸系统出现了问题。

所以说，小儿打呼噜并不代表睡得香，不然好端端的，别家孩子睡觉老老实实，而自家孩子怎么会鼾声四起呢。

4. 对小孩打呼噜管不管

很多人觉得，打鼾不痛不痒的，只要不严重，不影响睡觉，也无伤大雅，不用管它。

很多家长在治疗前会咨询我："我的孩子打鼾并不太严重，声音轻微、频率不大，也不影响睡觉，偶尔翻个身鼾声就停止了。像这种情况需要治疗吗？"

对此，我也专门请教了郑老师。郑老师告诉我，只要孩子长期、频繁在睡觉时打鼾，不管鼾声是大是小，节奏是快是慢，家长都得引起重视，最好是专门去一趟医院的耳鼻喉科进行系统检查。

如何让孩子睡得安稳　第四篇

因为孩子打鼾的背后可谓是"步步惊心"，暗藏危机。

孩子在打鼾的时候，最直接的影响就是大脑摄氧不足。每次鼾声起来的时候，也就是大脑缺氧的时候。脑细胞也是需要呼吸氧气的，大脑长期得不到足够的氧气供应，脑细胞就会死亡、损耗，大脑皮层功能受损便会影响孩子智力发育。

德国汉诺威医学院对此论断专门做过一项实验，他们挑选了1144名年龄在8岁到10岁的在校儿童，结果发现，经常打鼾的儿童在算术、拼写和自然等科目上得低分的人数要比正常儿童多3～4倍。

再说，打鼾的孩子睡眠经常中断，夜间睡不好，白天就没法集中精神听老师讲课，所以如果发现孩子最近学习成绩下降，不要武断地说孩子笨。

另外，打鼾憋气现象比较严重的孩子，为了能摄取氧气，往往会不由自主地选择张口呼吸。小孩子的骨骼很柔软，还没有定型，嘴巴长期不合拢就会导致上下牙齿咬合不紧，时间长了就会出现牙列不齐、上颌骨变长、高颧骨等面部畸形发育。

所以，别以为孩子打呼噜是小事，它牵连的事情大着呢。科学界不是有个"蝴蝶效应"嘛，说南美洲的蝴蝶忽闪忽闪翅膀，就会引起太平洋的一场风暴。这小儿打鼾就类似于这种情况，小问题不处理会引发大危机。

其实在生活中，类似这样的疑惑很多，家长能感觉到孩子身体的变化，但是这种变化并不是疾病表现，专门去医院又麻烦，拖着拖着就给忽略了。这里我要告诫大家：孩子的事情无小事！

5. 治疗打鼾不能一切了之

家长们带孩子去医院治疗打鼾，医生一检查，发现扁桃体发炎肿大挡住呼吸道了——切掉吧！腺样体发炎肿大挡住呼吸道了——切掉吧！鼻甲肥厚挡住呼吸道了——切掉吧！

虽然是很小的耳鼻喉科手术，但放在自己孩子身上动刀子，哪个家长不是提心吊胆的。

郑老师说，现在不管是大小医院，遇见打鼾就一切了之。这种"遇神杀神，遇佛杀佛"的做法是有局限性的。因为人是一个整体，你把身上的器官切下来之前，有没有评估一下是失大于得，还是得大于失。

就拿扁桃体来说吧，扁桃体是一个免疫器官，是防止上呼吸道感染的第一道门户，可抵御侵入机体的各种致病微生物，在萎缩之前发挥着很重要的作用。

为什么扁桃体爱发炎，因为它是最先和病毒、细菌做抗争的，它做抗争的过程就是它发炎肿大的过程。它是在通过牺牲局部保护整体，防止病邪长驱直入呼吸道深处。它的地位就像咱们小区门口的保安，碰见小偷他得第一个上去。你不能因为他在与小偷搏斗的过程中受了点伤，就把人家辞退，这不是黑心老板的行径吗？所以，郑老师建议在手术治疗之前先采取保守治疗，实在不行再切也不迟。

那何时选择保守治疗，何时选择手术治疗呢？郑老师提出的原

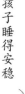

则是：

第一，对打鼾，但未见发炎或发炎症状不明显的，都应采取保守治疗。对急性炎症引起的打鼾，因为器官组织尚未发生增生，应先保守治疗，通过药物消炎，炎症一消，鼾声也就随之而消。

第二，对每年发炎、化脓（包括扁桃体、腺样体等各种组织器官）不超过四次，一般可以选择保守治疗。

第三，对每年发炎、化脓超过四次以上，但药物能够控制炎症不扩散，且没有打呼噜或只偶尔打呼噜的，也可以先保守治疗。

免疫组织器官都有自己的生命周期，如扁桃体在人 12～13 岁时就会自动萎缩，腺样体在人 6～7 岁时就会自动萎缩。有一位郑州的家长，他的孩子叫叶叶，10 岁的时候扁桃体经常发炎，一发炎就高烧，睡觉总打呼噜。去医院后大夫让做手术切掉，母亲听了死活不同意，最后找到了郑老师，用郑老师的药给孩子吃了两年，控制住了孩子的炎症和打呼噜，结果到孩子 12 岁时扁桃体萎缩了。所以，只要药物能控制住炎症和打鼾就可以选择保守治疗。

但是，对于保守治疗无效，通过药物已经不能控制炎症和打鼾的情况下就只能弃卒保车，舍局部保整体。有些父母心疼孩子，不愿意让孩子做手术，但是孩子打鼾控制不住，最后影响到生长发育，经常发炎化脓，最后导致病毒性肾炎、肾病综合征、风湿关节炎，这就不值得了。

郑老师说，这就像小区的保安一样。本来，保安维护小区居民的基本财产安全，他是抓小偷的。但是，后来小区保安变坏了，他领着别人去偷东西，那就当然要辞掉了。这就是为什么在前文郑老师说：做手术之前要评估一下是失大于得，还是得大于失。治疗打鼾，手术治疗不是最完美的办法，但是到一定程度，它却是最有效的办法。

6. 用中药巧治小儿打鼾

打鼾在中医上并不属于疑难杂症，但为什么很多中医大夫都看不好，或者说疗效不大。原因就是现在的年轻医生都不愿意在小病上下功夫，病人发炎了就用抗生素，呼吸不畅就开点金喉健、咽喉灵颗粒之类的中成药。其实，疾病再小也分虚实寒热，治病只看局部，不观整体，见鼾止鼾，违背了中医整体辨证原则，自然抓不住疾病的要领。郑老师为什么善于治疗打鼾，因为在他心中，健康无小事，再小的病对病人来说也是大病，郑老师愿意钻研，愿意下功夫，开的药自然就管用。

郑老师总结说，小儿打鼾大致可分为"无炎症的打鼾"和"有炎症的打鼾"。

（1）无炎症的打鼾

有的孩子并没有感冒发炎，但也打鼾，怎么回事？从中医的角度来看是因为"阳气不足"，属于虚证。阳气具有升举的作用，我们身体的脏器之所以在身体内各安其位，就是依赖于阳气的升举。当身体内阳气不足的时候，器官就会下垂，肌肉组织就会懒散。就像我们劳累一番后回家，全身瘫软，躺在床上不想动，这就是阳气耗损太多的缘故。

而我们的呼吸道也充满着肌肉组织群，当我们在清醒状态下咽喉部肌肉代偿性收缩使气道保持开放，不发生堵塞。当我们在睡眠状态下，咽喉部肌肉阳气升举不利，组织松散下垂，于是呼吸道狭

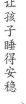

如何让孩子睡得安稳　第四篇

窄，出现打鼾。

这类患儿有一个明显的特点：中午睡觉时不打呼噜，晚上睡觉时打呼噜。为什么？因为白天阳气旺，有自然界的阳气帮忙，呼吸道还能勉强应付过去。到了晚上阴气占主导，没有了阳气的帮忙，阳虚的症状就表现出来了。

郑老师建议，对于这类患儿，要注意给孩子补气，可以选择补中益气汤和金匮肾气丸。

🖑 **补中益气汤**：黄芪 15 克、人参 15 克、白术 10 克、炙甘草 15 克、当归 10 克、陈皮 6 克、升麻 6 克、柴胡 12 克。

此方出自金代名医李东垣《脾胃论》。方中黄芪补中益气、升阳固表为君；人参、白术、甘草甘温益气，补益脾胃为臣；陈皮调理气机，当归补血和营为佐；升麻、柴胡协同参、芪升举清阳为使。综合全方，一则补气健脾，二则提升中气。脾胃是后天之本，是阳气生化之源，脾胃健则中气足，中气足脏腑肌肉才不会下垂。

🖑 **金匮肾气丸**：熟地黄 24 克，山药 12 克，山茱萸 12 克，泽泻 9 克，茯苓 9 克，牡丹皮 9 克，附子、桂枝各 3g。共研细末，炼蜜为丸，每次 9g，每日 2～3 次，温开水或淡盐汤送服。也可水煎服，用量按原方比例酌减。

此方中重用地黄滋阴补肾。山茱萸、山药补肝脾而益精血；附子、桂枝辛热，助命门以温阳化气。泽泻、茯苓利水渗湿泄浊，牡丹皮清泄肝火。本方阴阳并补，补泻同施。

根据中医理论，肾藏精，精能化气，肾精所化之气即为肾气，肾气又称"肾阳"或"元阳"，是全身阳气的根本，为人身一切机能活动的原动力。金匮肾气丸补的就是先天之阳。

补中益气汤和金匮肾气丸，一个补后天之阳，一个补先天之阳。两药同时吃，一般吃两个月左右呼噜就消失了。

家长如果觉得自己配药太麻烦，也可以去大药房买中成药，按说明书上小孩子的用量吃即可，效果是一样的。

（2）有炎症的打鼾

这类打鼾临床上最常见的就是扁桃体发炎引起的打鼾和腺样体发炎引起的打鼾。扁桃体和腺样体发炎肿大，进而会导致呼吸闭塞，出现打鼾。具体治疗时，又要视急性炎症和慢性炎症两种情况分别对待。

急性炎症来势迅猛，见于发病初期，属于早期实证。症见"红、肿、热、疼"，严重时化脓。治疗时重在"清热、解毒、利咽"，可以用银翘散、黄连解毒汤、利咽解毒丸等，如果胃火炽盛，大便干结，那就用清胃散或大承气汤。

俗话说"久病则虚"，对于慢性炎症，因为病情拖延较长，疾病性质已经向虚证转化，属于虚实夹杂。这个时候，实是表象，虚是本质，治病要标本兼治。有的人治扁桃体发炎，光吃清热解毒的药，最后把胃吃坏了，病也没治好，原因就在于忽视了虚的本质。

这个时候除了银翘散、黄连解毒汤、利咽解毒丸这些常规的清热消炎药外，还要注重补虚，比如选择养阴清肺汤、补中益气汤、四逆汤、阳和汤等。另外，用温阳补肾的药还有一个好处就是补脑，肾是藏精之所，肾主骨，生髓，髓养脑，脑为元神之府，人的智慧所在。这些药物吃了不但能治病，还能提高孩子的智力。

其实，要想自己的孩子远离打鼾之苦，最主要的就是避免食积。还记得我说过"食积是引发孩子大部分疾病的第一张多米诺骨牌"吗？中医认为，咽属于胃之门户，胃热盛，胃火上炎最先伤害的就是咽喉部位。比如，在临床上出现扁桃体发炎概率最大的就是爱积食的孩子。

中医大夫有句顺口溜是"没有积不化热，不化热不生火，不生火不发炎"。现在的孩子生活条件好了，每天吃的都是些膏粱厚味之品，什么鸡蛋、牛奶、肉松、鸡翅、烤鸭等，这些东西好是好，就是不能多吃，否则就像调凉菜香油放多了——腻！吃进胃里也不舒服啊，堆积在那里不消化，食物就慢慢生热，热再生火。

胃里有热则大便不通，大便不通则身体容易滋生细菌，你想想别人家屋子一天打扫一次，你的屋里三五天打扫一次，屋子里能不滋生细菌吗？再就是火邪上炎，直接灼伤咽喉，导致免疫功能下降，诱发感染。所以，避免食积不单是预防打鼾要做的，还是预防其他一切疾病要做的。

此外，有些孩子打鼾有时候跟睡觉的体位有关，如枕头太高，双手压住了胸口，如果发现孩子睡觉打鼾，也可以尝试翻动一下孩子的身体，变换一下其睡姿，这样也可以起到预防打鼾的效果。

7. 口舌易溃疡记得清心火

小孩子为纯阳之体，其阳气当发，生机蓬勃。而正因为这样，也最容易阳气过盛而化为火。大家可以留意一下，是不是自己的小孩子最容易生口疮，口腔溃疡。有时家人一同吃口味偏辣的食物，大人没事，小孩子第二天就会嘴角出泡。所以《医学源流论》说："小儿纯阳之体，最宜清凉。"

口腔溃疡是口舌浅表出现溃烂的一种疾病。现代医学认为，人体口腔内存在着许多致病菌和非致病菌。在人体健康情况下它们和人体保持着相对平衡，不会引起疾病，一旦人体抵抗力减弱，就可发生口腔局部炎症、溃疡。

而中医认为，心是君主之官，是人体的主宰，五行属火，是温暖全身的主要热量来源。而口舌为心的外窍之所，如果心火太旺，火邪烧到口舌之处，损伤口腔黏膜，便会引起发炎、溃烂。因此，治疗小孩子出现上火最直接有效的办法就是"清心经"。

心经位于小孩子中指末节螺纹面，家长顺着孩子中指指根向指尖方向直推即为清心经。次数为 100 ～ 500 次，可以清热泻火、养心安神。

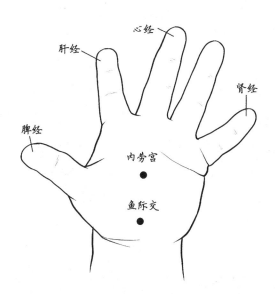

口腔是人们用来喝水吃饭的地方，如果破了个泡肯定影响小孩进食。一些不会说话的孩子长时间拒绝进食、喝水，甚至不说话，烦躁不安，流涎不止，这十有八九是口腔溃疡了。家长要赶快帮孩子泄火，另外还要让孩子多吃蔬菜水果，补充维生素。少食辛辣、厚味的刺激性食品，保持大便通畅。

8. 孩子夜啼可掐四缝

"天皇皇，地皇皇，家里有个夜啼郎，过路君子念一道，一觉睡到大天亮。"

这是以前人们对付孩子夜晚啼哭不止的迷信口诀，以几张红纸写上上边的话，末尾再署上孩子的姓名和出生年月日，往附近桥栏杆或车棚石柱上一贴，以为这样就能止住孩子的夜啼症。

这种迷信的办法现在当然不可取，不过也由此可以看出小儿夜啼把家长逼迫的严重程度，用现在网络流行的话便是：为了能治好孩子的夜啼症，家长们也是蛮拼的，什么招都想。

婴幼儿脏腑机能有两个特点，一个是脾胃娇嫩，一个是心气不足。脾胃娇嫩则容易脾胃不和，而"胃不和则卧不安"，孩子不舒服自然就要哭着表达。心气不足则心神容易受到惊吓，也会导致孩子啼哭。如果孩子只是普通的啼哭不止，中医上称之为"夜啼"。如果因为受到了惊吓而啼哭不止，比如做了噩梦，哭喊时伴有惊恐表情和动作，中医上则称之为"夜惊"。

不管是夜啼还是夜惊，家长都要跟着活受罪。很多家长反映，自己的孩子一哭就是一夜，根本哄不住，家长们白天还要上班，晚上睡眠质量不好，严重影响工作状态。那有没有快速止啼的办法呢？当然有！高清顺老师说，孩子夜啼或夜惊，家长可以给孩子掐四缝，能快速见效。

四缝穴其实就是我们手掌食指、中指、无名指、小指掌指关节屈侧的横纹处，一手有四穴。掐四横纹又叫掐四缝，操作时家长可以用大拇指的指甲掐揉孩子双手的四横纹，力度以孩子稍有痛感但又能接受为宜，从第2指开始掐，小宝宝每指掐6下，大宝宝掐6的倍数，依次递增。操作时用力均匀，要避免指甲过尖或过钝。

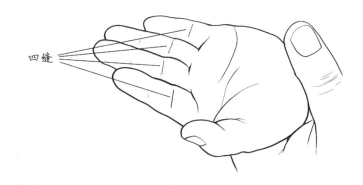

掐四缝治疗范围特别广，是个"万金油"，什么胃脘痛、腹痛、腹胀、咽痛、恶心呕吐，消化不良、呃逆、中暑、发热、感冒、哮喘、小儿惊风等都能治。孩子哭不是身体不舒服吗？咱们做家长的先不用管具体是哪里不舒服，就掐四缝穴，先把啼哭止住再说。

9. 宝宝晚上哭闹不乖怎么办

有了宝宝本该是件幸福的事，可是，有些家长却被宝宝夜里哭闹不安折磨得夜不能睡、筋疲力竭，非常痛苦。河南中医学院一附院儿科医院儿童脑病诊疗康复中心专家说，宝宝白天能安静入睡，到了夜里则啼哭不安，时哭时止，或每夜定时啼哭，甚则通宵达

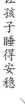

旦，这在医学上叫小儿夜啼，是新生儿和小婴儿常见的睡眠障碍。家长碰见宝宝晚上哭闹不休，常常手足无措，喂奶、把尿、按揉腹部等是父母们常用的方法，有些家里的老人会认为是鬼怪作祟，祈祷半天。其实，宝宝哭闹有很多原因，总的来说有"生理性哭闹"和"病理性哭闹"之分。

所谓生理性哭闹，顾名思义，就是由于孩子的生理需求得不到满足引起的哭闹，此时孩子通过啼哭来表达要求或痛苦，比如当孩子饥饿、惊恐、尿布潮湿、排便前、衣被过冷或过热时均可引起啼哭。这时候如果喂以乳食，安抚亲昵，排便，更换潮湿尿布，调整衣被厚薄后，啼哭可很快停止，不属病态。如果孩子仍然哭闹不休，家长可以把宝宝的衣服都打开，注意有没有线头等勒住患儿手指、足趾等情况，以前曾有因丝线勒住小儿手指而出现截肢的报道，家长千万要注意。另外，还要注意衣服里有没有尖锐的异物刺痛皮肤，或者内衣引起皮肤瘙痒等。

当然，还有一部分宝宝白天和晚上睡眠颠倒，或者父母过于溺爱孩子，白天一哭就抱，不想让孩子哭一声，摇着、拍着让睡觉，结果白天睡多了，晚上就不睡，哭闹不休。这些不良的习惯，家长纠正一下就可以了！

所谓病理性哭闹，是由于一些疾病引起的哭闹。临床中最常见的有以下疾病，家长们可以对照着排除一下。

（1）佝偻病

由于婴幼儿、儿童、青少年体内维生素 D 不足，引起钙、磷代谢紊乱，引起的一种以骨骼病变为特征的全身、慢性、营养性疾病。早期常由于缺钙，导致神经系统过于兴奋，睡眠不安，易惊醒，易哭闹，常多汗。

（2）腹痛

急性肠道炎症、消化不良、肠寄生虫等均可产生腹痛而使婴儿哭闹不安。哭声为阵发性，随腹痛出现而起，缓解而止。哭时面色苍白、出冷汗、呕吐、腹泻、拒按腹部，一摸即哭。要注意检查生殖器两侧及脐部有没有疝气。

（3）耳部问题

如果宝宝耳道有较多分泌物，引起耳道瘙痒、疼痛，也会出现哭闹不休。宝宝患急性中耳炎时，也会出现发热、哭闹等。

（4）脑部损伤

婴儿因颅压增高出现头痛、发热，哭声紧急、尖叫、音调高亢、持续时间短暂，若前囟门饱满，两眼无神，颈部强直，不愿抬头转头，四肢僵硬不灵活、甚至抽搐，应注意脑部疾病，如脑膜炎、颅内出血等。另外，脑瘫、脑炎恢复期的患儿也容易出现晚上睡眠不安、哭闹等。

宝宝哭闹时，父母一定不要着急，应仔细寻找哭闹原因，如果是生理性哭闹，根据情况自行祛除哭闹诱因即可；如果怀疑是病理性哭闹，需要到医院及时就诊。如果确认夜啼无直接病因者，可采用中医治疗。

中医认为夜啼主要因脾寒、心热、惊恐所致。

脾寒主要表现为：啼哭时哭声低弱，时哭时止，睡喜蜷曲，腹喜摩按。四肢欠温，吮乳无力，胃纳欠佳，大便溏薄，小便较清，面色青白，唇色淡红，舌苔薄白，指纹多淡红。

心热主要表现为：啼哭时哭声较响，见灯尤甚，哭时面赤唇红，烦躁不宁，身腹俱暖，大便秘结，小便短赤，舌尖红，苔薄黄，指纹多紫。

惊恐主要表现为：夜间突然啼哭，似见异物状，神情不安，时作惊惕，紧偎母怀，面色乍青乍白，哭声时高时低，时急时缓，舌苔正常，指纹色紫。

夜啼寒则痛而啼，热则烦而啼，惊则神不安而啼，需要辨证治疗，常用的药物有乌药散、匀气散、导赤散、远志丸等。也可采用一些推拿方法：如对惊恐者清肺金，揉印堂、太冲、内关；对脾寒者补脾土，揉足三里、三阴交、关元；对心热者泻小肠，揉小天心、内关、神门。对惊恐伤神者也可按摩百会、四神聪、脑门、风池（双），由轻到重，双手交替进行。患儿惊哭停止后，继续按摩2~3分钟。

10. 宝宝趴着睡可以吗

人的睡姿千奇百怪，有仰着睡的，侧着睡的，趴着睡的，如果太困，当然还有坐着睡、站着睡的。睡觉是肢体和大脑彻底放松的时间，怎么舒服怎么来嘛，无须特定的睡觉姿势。

不过对于家中的小宝贝，他们的一举一动都牵动着咱们当父母的心。很多人纠结宝宝趴着睡好不好，认为孩子趴着睡胸部受到压迫肯定不舒服。通常的观念里，婴儿应该是仰卧睡觉。但是当宝宝成长到6~7个月之后，部分婴儿会由仰卧位转为俯卧位，家长觉得很奇怪，担心孩子是否有问题。

对于这样的担心，用句歌词解释就是"白天不懂夜的黑"，躺着睡的人理解不了趴着睡的爽。我这样说吧，大家睡觉不都图一个舒服吗？如果宝宝趴着睡不舒服，你觉得他会老老实实地睡觉吗？小孩子才不会跟你讲道理，你让他不爽，他就让你不爽，大哭大闹不停。婴儿睡觉时总是采取自己最舒服的姿势，如果婴儿觉得趴着睡舒服，又能够自己翻身，他就会采取这种姿势。

其实，一岁内的孩子如果由仰卧睡姿突然变为俯卧位，做父母的应该感到高兴，这恰恰说明孩子可以自由翻身了。

孩子喜欢趴着睡，和他们的生理特点有关，小孩神智未充，易胆易怯，而俯卧睡姿是自我保护的睡姿，因为胎儿在母亲的子宫内就是腹部朝内，背部朝外的蜷曲姿势。所以宝宝趴睡时更有安全感，容易睡得熟，不易惊醒，有利于神经系统的发育。

国外科学家曾经对80名健康婴儿进行睡眠姿势的研究。观察比较40名俯卧姿睡眠婴儿和40名仰卧姿睡眠婴儿。结果发现，趴着睡的婴儿睡眠时间较长、睡眠质量较高的非快速动眼睡眠时间增加，觉醒次数和时间减少。同时，趴睡还能使宝宝抬头挺胸，锻炼颈部、胸部、背部及四肢等大肌肉群，促进宝宝肌肉张力的发展。

虽然宝宝趴着睡有这么多好处，但也存在缺点，比如当宝宝的颈部力量不足时易发生窒息。特别是当孩子有痰或者呕吐时，如果家长不在身边就会引起突然窒息。所以，如果您的宝宝喜欢趴着睡，则床或枕头不宜选择太软的，否则宝宝的口鼻可能陷入而影响呼吸。另外，家长要时时给孩子翻身，尽量在白天午睡或有大人照顾时，任孩子把睡姿调整成趴着睡的状态，如果父母长期不在身边，最好让宝宝们躺着睡，以免发生意外时家长不能及时发现。

此外，先天性心脏病、先天性喘鸣、肺炎、感冒咳嗽时痰多、脑性麻痹的宝宝并不适合趴着睡，因为疾病会导致突发事件的发生概率增大，就算孩子们再怎么喜欢，家长也要坚决帮忙纠正。

上文讲的都是正常情况下宝宝们的习惯选择，河南中医学院第

如何让孩子睡得安稳 第四篇

一附属医院主任医师闫永彬说，除了宝宝们的自然选择，还有一类情况是疾病迫使他们选择趴着睡。也就是说，他们本身不喜欢趴着睡，但由于身体不舒服，选择俯卧位会相对舒服一点，孩子被迫选择俯卧睡姿。这类情况多见于腹部受凉的宝宝。如果孩子平常都是仰着睡，突然某几天选择趴着睡，父母要考虑这方面的问题，是不是孩子出现了消化系统疾病。

还有一种情况则是，佝偻症患儿前期也喜欢趴着睡。这种宝宝在睡觉时常伴有易惊、多汗的症状，比如宝宝出现半夜睡不熟，哼哼唧唧、翻来覆去的。这时家长要查一下孩子是不是缺钙。

总之，宝宝们趴着睡是他们自己的选择，做父母的应该尊重孩子的选择。其实，对咱们父母来讲，孩子的睡姿不是关键问题，睡眠质量才是。夜间 10 点到凌晨 2 点是孩子的骨骼及其他器官的最佳发育时间段。如果这个时候孩子睡不好或没有睡觉，就会影响到身体各方面的发展。所以，家长不妨把精力花在如何让孩子睡好觉上。比如想办法每天保持房间里的适当温度、湿度和光线，让宝宝睡得又香又甜。

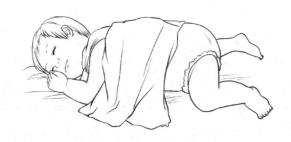

11. 用好三味中成药，孩子就没"内热"

遇见孩子生病，很多家长都是一味给孩子喂药，却不知道调理内热。中医讲"没有内热，不生外感"，有些孩子为什么容易生病，其元凶多是内热。

内热也叫内火，中医称之为"火热内生"。顾名思义，内热是和内寒相反的，是由于人体新陈代谢过于旺盛、产热过多所导致的疾病。咱们老百姓经常说"小孩子火大"，这里的火一方面是形容小孩子爱活动，干什么事都风风火火的天性。另一方面则是说小孩子体内热量多，不论什么时候身体都像个小火炉。

孩子是纯阳之体，小儿的生理机能如旭日初升般蒸蒸日上。但这样的生理特点也创造了小儿易生内热的病理条件。最常见的情况就是进食过多，不能消化的食物在脾胃里直接郁而化火，上灼呼吸道，诱发外感疾病，所以医学上有"没有内热，不生外感"这样一句话。如果让孩子大便通畅，消化好，能吃能拉，罹患感冒的可能性就会大大降低。

大部分孩子生病前都会有共同的特点。先是饮食过量或直接暴饮暴食导致食欲不振，随后夜间睡眠不好，哭闹不安，腹部发热，口唇艳红发烫或干脆大便不通，最后诱发呼吸道感染及消化道疾病。在真正的疾病发生之前便是内热产生的过程，如果在此阶段把内热消除，便可使患儿转危为安。

我们医院的任献青博士说："若孩子舌苔厚、大便干、肚子胀、

如何让孩子睡得安稳　第四篇

食欲不好，经常嗓子红肿发炎，或是感冒发烧，就属于食积内热体质，家长可在家中备三种中成药丸——保和丸、山楂丸、肥儿丸，让孩子适量服用这类消积导滞药，可以促消化，提高免疫力，防止生内热。"

☺ **保和丸**：保和丸里除了山楂、神曲、麦芽，还有清热的连翘，通便治腹胀的莱菔子。中医认为，"胃以通为和"，大便通畅了，消化道疏通了，人就太平了。保和丸因以消积和胃见长，故而得名，3岁以上的孩子都可以服用，对消食积效果很好。

☺ **山楂丸**：由山楂、神曲、麦芽三味药组成，山楂在其中是主药，具有消食、除积、助消化的功能，神曲和麦芽也是消积化食的良药。山楂善于消油腻肉食积滞，而且还有理气止痛的作用，对于经常腹部隐痛、腹胀、消化功能不好的孩子有效果，也可以与保和丸搭配在一起吃。如果孩子晚上吃多了，肚子又胀又痛，家长们先别急，让孩子吃两个大山楂丸就没事了。

☺ **肥儿丸**：如果孩子内热过盛，出现了便秘、大便干燥如羊屎，肚皮热、手心热、容易上火，这时用保和丸很难见效，建议选择肥儿丸。肥儿丸里有麦芽、神曲，还有清热的胡黄连，消积导滞的槟榔、使君子，通便效果较强。不过肥儿丸不可连续服用，服用后见到大便变稀，就要停药。常吃容易形成依赖性。

任献青说："解决孩子的便秘问题，关键是调理饮食，还可辅以食疗，在冬天用白萝卜三片、梨两片，一块儿煮水吃。在夏天用芦根煎水当茶饮。"

常备"三丸"调内热。朋友们，这三把利器，大家一定要记好了，它能使咱们的孩子免去很多疾病，健康成长。

第五篇

让孩子长高长壮的诀窍

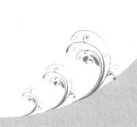

1. 莫让孩子的身高输在起跑线上

世界上再没有一个国家，能像中国这么在乎身高问题。现在流行一个词叫"高富帅"，看，金钱和外表遇见了身高，照样得往后站。谁要是觉得自己的个子比别人矮一截，那都不好意思往一块儿凑。

也许有的人会说，身高又不能决定一切，邓小平个子不高不照样是"总设计师"，马云个子不高不照样当上了"亚洲首富"嘛。好吧，遇见这样的朋友，我只能说你们是站着说话不腰疼，如果是放在自己身上，比如说处对象，对方是个小低个儿，你和父母就真能大大方方地接受吗。

正是由于现代人对身高的重视，所以越来越多的父母开始期望自己的孩子能长成大高个。但是，由于父母天天和孩子生活在一块，对孩子的身高变化体会并不明显，一不留神孩子的个子便长成了。很多家长都是这样的心理，孩子小的时候没觉得个低，或者总觉得还没到快速长个的时候，再等等看，结果等到孩子上了高中，身高定型了才开始着急，但为时已晚，孩子的骨骺已经闭合，谁也不能让时光倒流，重新长一遍。

长个子就和百米跑步一样，是一项持续性的动作，如果从开始就跑不过其他选手，除非是那种后段爆发力特别强的选手，不然结果肯定不能让人满意。所以，河南中医学院第一附属医院儿童生长发育专家、主任医师琚玮介绍，父母想要让孩子拥有完美身高，就要从孩子出生起便关注其生长发育，若发现孩子的身高跟不上同龄儿童就赶紧查找原因，介入治疗，莫让孩子错过"补个儿"的年龄段。

其实，孩子的生长发育从胚胎形成期便已经开始了。如果孩子宫内发育不良，生下来就不会太高。一般来说，孩子出生时身高要在48厘米以上，如果连47厘米都达不到，那身高肯定是不达标的。

当然，如果这样，家长也不要着急，只要孩子还是健健康康的，没有其他影响身高的疾病存在，到1～2岁时会有一个追赶期。也就是说，虽然咱们起步慢了点，但是速度随后会慢慢提上来。这段时间家长一定要保证营养的供给，特别是钙和维生素D的补充。如果到了2岁，孩子身高还是跟不上同龄儿童，那可能就是真正的身材矮小了。

此外，除了个子高低带给人们的直观感觉外，还有一个判断的依据便是生长速度。就是说，孩子本身也在长，但是生长速度不高。2岁以后，孩子发育的重点主要偏向于智力，身高发育就趋于平衡了，这个时候便有规律可循。一般来说，2岁以后的孩子生长速度应该在每年5～7厘米之间，如果达不到这个生长速度，那便可以判定为孩子身材矮小。比如孩子从2岁长到3岁，还没有长够5厘米，这也是不正常的。

这里要注意一个问题，便是"有一种低叫父母觉得你低"，很多时候孩子身高本身正常，只是没有达到父母的期望，而令家长觉得个子低。所以，医学上对身材矮小是有一个判断标准的，并不是说你觉得低那就是低。第一，儿童的身高要低于同性别、同年龄、同种族儿童平均身高的2个标准差，每年生长速度低于5厘米。这里大家可以比较医学上的"0～10岁儿童身高体重标准表"，网上

让孩子长高长壮的诀窍 第五篇

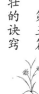

一搜就搜到了，很方便。

如果大家懒得计算，还有一个办法便是观察法。就是观察孩子在班级里的身高水平，如果自己孩子的个子在全班排在倒数几名，那家长就应该考虑考虑为啥我孩子的身高比别人低了，这个时候最好到医院进行系统评测，查找原因。

总的来说，一个人身高的生长黄金期有两个阶段，幼儿期和青春期。时光一去不复返，如果在这两个时间段，父母没有及时发现孩子身高落后于他人，及时给拔拔高、长长个，一旦错过再想长高就做不到了。所以，家长一定要从小关注孩子的身高问题，莫让他们输在起跑线上，错过长个儿的黄金期。

2. 影响孩子长高的因素有哪些

咱们老百姓有这么一句顺口溜，叫"龙生龙，凤生凤，老鼠生来会打洞"。在以前人看来，孩子的身高是父母给的，如果爸妈长得高，生的孩子以后也会较高，如果爸妈个子矮，那孩子将来肯定也长不高。

虽然遗传因素确有影响，但世界上没有什么事物是一成不变的。人的身高也如此，父母的身高不是决定子女身高的唯一因素，营养、生活习惯、体育锻炼等外在因素对身高的影响也不容忽视。正所谓三分天注定，七分靠打拼，只要父母抓住了长高的"七分"机会，孩子的个子依然不会太落后。

那影响长高的外界因素主要有哪些呢？河南中医学院第一附属

医院儿科主任医师琚玮大夫总结有：营养、疾病、性早熟、生长激素、睡眠、锻炼等。

（1）营养

在农村有句老话：庄稼好不好，全靠催肥料。想要水稻、玉米长得高、长得壮，就得往地里多施肥。这个道理对家长来说同样适用，想要孩子长得高，营养一定要跟上。

我这样解释吧，如果孩子的身高是一座大厦，那营养就是堆砌起这座大厦的砖块。砖块用得多，楼盖得就高。砖块不舍得用，楼盖得就低。

营养是儿童体格生长的关键，日本曾做过一项实验，将6对孪生婴儿分两组进行试验，第一组给予正常营养，第二组在食物中又增添赖氨酸（一种人体必需的氨基酸之一）。3年半后发现，第二组婴儿比第一组平均高1.7厘米，重1公斤。可见，持续的营养供给，足以影响孩子的身高。

人体需要的营养有很多，这些能量、蛋白质和氨基酸，大多可由食物供给，饮食中的高蛋白质，尤其是动物蛋白质和钙、磷、维生素等无机盐类食物，如瘦肉、禽蛋、牛奶、鱼类以及各种促进新陈代谢的维生素B族、E族，豆类、杂粮及新鲜水果、蔬菜等所含的营养成分，都有助于骨骼的充分发育，可使骨骼增长、增粗、增宽，最终让孩子长高。

所以，现在的父母喂养小孩，不光要让孩子吃饱，还要均衡营养，荤素搭配，使孩子所需的能量和物质得到充足供给，不要让孩子养成偏食的习惯，更不要让孩子过多地吃零食。

此外，骨的形成还需要足够的钙。所以，孩子所需的钙元素一定要给够，牛奶中的钙是最易于吸收的，是补充钙的最佳途径。常规维生素D也要补充。要让孩子把吃进去的钙充分吸收。维生素D

让孩子长高长壮的诀窍　第五篇

在动植物中含量很少，主要是人体通过紫外线自己合成，但是现在雾霾严重，阳光不好，所以不如直接买维生素 D 片，按规定量补充即可。

（2）疾病

疾病本是一个很大、很宽泛的概念，比如营养不良、性早熟、甲状腺功能低下、遗传性疾病等都可以归属于疾病因素。但此处讲的"疾病"，主要指各种能引起生理功能紊乱的疾病，而且多以慢性病为主。

若是患有唐氏综合症、侏儒症、先天性卵巢功能发育不全、先天性畸形等病的孩子，一生下来个子就注定长不高，做父母的一点忙也帮不上。但此处所说的疾病范畴主要是指一个健康孩子在生长发育过程中容易患上的疾病。比如慢性贫血、腹泻、肝炎，长期呼吸道感染等。

想必不少家长都有这样的感触，孩子 1~2 岁时正值人生第一次身高飞跃的阶段，却因为反复呼吸道感染、反复腹泻，三天两头往医院跑，吃的药比吃的饭都多，营养跟不上，导致错过了生长的好时机。要知道，人体的能量是有限的，如果大部分都用来和疾病做斗争了，那便没有时间去顾及身高。所以，拥有健康的身体是长高的第一步。

疾病对身高的影响主要取决于疾病的种类、长短和严重程度。家长们要做的是，第一要积极预防，争取让孩子少生病；第二是及时带孩子去检查、诊断，有了病早发现、早治疗、早康复，这样就会改善其生长发育状况。

（3）性早熟

现在，性早熟已经越来越成为影响孩子身高的重要因素，因为目前社会的食物、环境等都或多或少地存在着一些能促进性激素分泌的因子。比如现在的养殖户为了提高产量，添加一些含有激素的饲料，而这些肉最后都流到了餐桌上，被人们吃进了肚子里。

在不少人的印象中，性早熟的孩子一般都比同龄孩子显得人高马大，因此错误地认为性早熟的孩子身高会比别的孩子高。其实，性早熟的儿童的高个子只是一种假象，是暂时的。性早熟会导致骨龄超前，影响孩子的最终身高。

举个例子来说，假定童童和乐乐是一对同年同月同日生的孩子，而且2人身高也一样。童童9岁时出现性早熟，在9岁至10岁的一年时间里长了5厘米，而乐乐只长了2厘米，明显没童童长得高。但是10岁以后，童童每年只长1厘米，而乐乐依旧保持每年2厘米的生长速度。童童那先前多出了的3厘米身高，用不了几年就会被乐乐撵上。所以，最后长得高的还是乐乐。

人的骨头也是有年龄的，用完了就没有了。就像是存在银行里的存款，提前取出来挥霍光了，再想用就没有了。而例子中童童因早熟猛长的5厘米便是透支了自己的骨龄，这种行为类似于拔苗助长。当性早熟的孩子停止生长时，正常发育的孩子却还在长。最终还是后者长得比较高。

孩子如果性早熟，性激素分泌过多，必然刺激骨骼生长，可能第一年长了七八厘米，可是骨龄却用了3年，拿3年的骨龄换七八厘米身高，得不偿失。

性早熟这个因素，其实非常好控制，只要发现得早，不论中药也好，西药也好，只要稍微吃点药，就能马上抑制。所以，家长要做的便是提早发现孩子的早熟特征。

女孩子性腺发育的第一表现是乳房，这是从乳腺发育开始的，因为乳房对雌激素最为敏感，稍有刺激就有反应。乳房发育后才伴

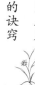

让孩子长高长壮的诀窍　第五篇

随着阴道分泌物的出现，阴唇的变化，最后才是月经。千万不要把月经当成性腺发育的第一表现，等到月经来的时候说明性发育已经持续一段时间了。男孩子则是阴茎、睾丸变大，颜色加深，随后才出现喉结、腋毛的变化。

一般来说，女孩子8岁之前，男孩子9岁之前，只要出现性腺发育就属于早熟。所以，父亲要担当起留意儿子性发育时间的责任，母亲要担当起观察闺女性发育时间的责任，发现早熟苗头就及时扑灭。

（4）生长激素

生长激素缺乏，是造成孩子身高偏低的最常见因素。人体里有很多种激素，比如性激素是主管性发育的；胰岛素是参与调节糖代谢，控制血糖平衡的；而生长激素，顾名思义就是控制身高的物质。

生长激素对人体各种组织的发育有促进作用，可以刺激骨关节软骨和骨骺软骨生长，因而能促进人的骨骼生长，并加强肌腱和增大内部器官。人在幼年时，如果生长激素分泌不足，则会导致生长发育迟缓，身材矮小。

如果孩子长不高，家长首先要帮孩子监测生长激素的分泌量。如果分泌正常，再寻找其他原因。如果分泌不够则应立即补充。因为生长激素对身高的促进作用非常明显，就像胰岛素，用了就能控制血糖，不用就不行。

提起激素，很多家长都有排斥心理。琚大夫说，以前在门诊确定孩子生长激素分泌不够后建议家长用点生长激素，他们基本上都不同意，觉得用了会产生不好的反应，会引起孩子肥胖。其实，人体激素有很多种，并不一定都是坏的。引起发胖的激素主要是糖皮质激素类。而生长激素直接由垂体分泌，是一个生理性激素。同样是激素，功效差别非常大。

生长激素只要在合理的使用范围内，便不会有不良后果，反而会促进孩子正常的生长发育。这就像孩子一天需要吃三个馒头，但是他现在只能吃一个，吃不饱，你给他补充两个，这是绝对正确有效的行为。

当然，生长激素虽然可以帮人长高，但是家长不能滥用。使用生长激素的前提必须是经过严格的内分泌检查，确定孩子长不高是因为生长激素缺乏而导致的，这时才可以在医生的指导下使用。

（5）睡眠

睡眠对身高的影响，其实说到底还是生长激素的影响。生长激素的分泌量在一天内不是恒定不变的，而是有明显的规律性，即白天分泌较少，夜晚当人睡眠时分泌较多。

专家总结，青少年生长激素分泌量的高峰主要集中在两个时间段。一个在晚上21：00至凌晨1：00这一时间段。另一个是早上6点前后的一两个小时。其中前一个是大高峰，后一个是小高峰。特别是晚上10点前后，生长激素的分泌量达到最高，可以达到白天的5~7倍。

如果孩子在这一时间段未睡，或睡得晚，那对不起，生长激素的分泌高峰错过就再也补不回来了。就像是钱塘江大潮，只在特定的时间段才会出现，错过了就只能等到下一年。

现在人们的娱乐设施增多了，电视、电脑、平板、手机等，很多孩子，特别是青春期的孩子要玩到很晚才睡觉，甚至黑白颠倒。在生长激素分泌高峰期不能入睡，那么它的分泌量就会大大降低，甚至不分泌，这样对孩子的身高非常不利。

因此，想要孩子长得高一定要保证他们尽早入睡，最迟不能超过10点，而且每晚至少要睡足8个小时。而且，夜间良好的睡眠不但有利于生长激素分泌，而且如泌乳素、性激素、黄体生成素等激素也会相对分泌旺盛，这对孩子的生长发育都具有十分有益的作用。所以，长辈们常说"只有睡得好，才能长得高"，看来是有科学依据的。

（6）锻炼

很多人羡慕运动员，因为运动员不但有一身健硕的肌肉，而且还拥有一副高挑的身材，可见，体育锻炼是促进身高快速增长的一项重要因素。据调查，一年的体育锻炼就能使男孩子的身高比不锻炼的同龄者多出 1~2 厘米，而女孩子要多出 2~3 厘米。

为什么经常锻炼的孩子比不爱锻炼的孩子长得高呢？因为体育运动可加快机体新陈代谢过程，加速骨细胞的血液供应，促进生长激素分泌，加快骨组织生长，有益于人体长高。人的骨骼就像弹簧，只有勤伸拉，勤挤压，才会反弹得更高。

大家总以为只有个子高的人才能去打篮球，其实是人打了篮球个子才变高的。不是篮球选择了人，而是人选择了篮球。做父母的如果心疼孩子，这也不让干，那也不让干，那孩子就会变成温室里的花朵，虽然经过了精心培育，但是经不住春夏秋冬的更替。

所以，家长养孩子不能像守着一个易碎的花瓶，要学会放手。多让孩子蹦蹦跳跳，做一些跳绳、跳远、摸高、游泳等拉伸和跳跃性运动，即便是磕着碰着也不碍事，因为只有经过伤痛，孩子才能长大、长高。

当然，除了以上这些影响孩子身高的常见因素，还有诸如心理环境、自然环境、社会环境等诸多因素。如果您对孩子的身高不满意，最好专门去找擅长调理儿童生长发育的专家，找出原因，给孩子拔拔个儿，不要让孩子输在起跑线上。

3. 生长痛无须治疗，补充营养即可

到了青春期，很多孩子会出现"生长痛"的现象。这是因为孩子在快速长个儿的情况下，活动量相对较大，长骨生长较快，与局部肌肉和筋腱的生长发育不协调等而导致生理性疼痛。临床表现多为下肢肌肉疼痛，且运动后症状会更为明显。

很多人以为"痛"就意味着身体生病了，需要治疗。对此，琚玮大夫指出，生长痛不是病，不需要特殊治疗，更不需要用止疼药，只要及时补充营养，促进软骨组织生长即可。人的肚子饿了会痛，骨头、肌肉"饿"了也会痛。生长痛其实就是食物营养跟不上孩子身体快速生长的步伐，骨头和肌肉在一个劲地催着要饭吃呢。

这个时候，孩子光吃素食或营养含量不高的食物是不行的，要吃高蛋白、高钙的食物，多摄取可以促进软骨组织生长的营养素，如鸡、鸭、鱼、牛奶、骨头、核桃、鸡蛋等。可以让患儿多吃一些富含维生素C的蔬菜和水果，如青菜、韭菜、菠菜、柑橘、柚子等，这有利于胶原合成，提高肌肉的弹力、拉力和耐力。只要营养及时供给上去，生长痛持续一段时间后便会自己消失，完全不用担心。

当然，为孩子补充营养时，还要考虑孩子脾胃娇弱这一特点。在选食一些高蛋白食物的时候避免一些高热量的食物，如炸鸡腿、巧克力、肥肉。可以选用花生、大豆、核桃等植物蛋白类食物，这样不但补充了蛋白质又不增加热量摄入。可以选择含有益生菌的酸

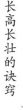

奶，不但补充了营养，还能促进消化，不会增加脾胃负担。

4. 莫忽略孩子脊柱侧弯

以前，我不太喜欢在我个人的微信上发一些发病率比较低的文章，这些病发病率低，知道的家长不多，阅读率不会太高。说白了，就是写出来看的人少，那不跟白写一样吗？但是，当我在头条网上发了一篇关于小儿脊柱侧弯的文章后，阅读量达到 30 多万人次，我才发现，是我自己错了。现在，咱们生活的环境及食品卫生安全问题，以及家长们工作习惯的改变，导致很多小孩子的疾病发病率越来越高。所以，在这本书里，我增加了关于小儿肾病、过敏性紫癜等疾病的文章，如果家长们阅读后能对这些疾病有所了解，对其做到早发现、早预防，那对孩子一辈子都非常有好处。其中，脊柱侧弯就是一个很好的例子。

12 岁女孩丹丹，前不久她换衣服时，妈妈发现女儿肩膀一高一低，肩胛骨也是一侧凸出很多。她让女儿站直，还是这个样子。她让丹丹脱掉上衣，一看，孩子的脊柱居然弯成了一个弧形。妈妈赶忙带着丹丹来河南中医学院一附院儿科医院儿童脑病诊疗康复中心门诊就诊，经 X 线检查发现她的脊柱呈 S 形，侧弯 25 度，李华伟大夫告诉她，孩子是典型的特发性脊柱侧弯。

专家指出，脊柱侧弯是一种最常见的脊柱畸形，是指一个或数个节段向侧方弯曲，持久地偏离身体中线，使脊柱向侧方凸出成弧形或"S"形为主要表现的疾病。这种病幼年及少年多发，女性多于男性。来自北京地区的统计资料显示，脊柱侧弯畸形在青少年中的发病率已达到 1.06%，其中 85% 以上是原因不明的特发性脊柱侧弯，男女发病比例为 1：8。此病多发于 10~16 岁的青少年群体，特别是月经期前后的女性。随着其生长发育的加快，脊柱侧弯也明显加重。脊柱侧弯可使肋骨和胸廓变形，两侧不对称，严重影响心肺功能，甚至造成瘫痪及死亡，严重危害青少年的身体和心理健康。对青少年特发性脊柱侧突应早发现，早治疗，这对治疗和预防脊柱侧弯的进一步进展，有非常重要的意义。

越早发现脊柱侧弯，治疗起来就越简单，因此，家长要经常观察孩子背部有无异常，尤其是处于青春期的孩子。父母平时可让孩子对着镜子观察肩膀是否一样高；脊柱是否呈一条直线；胸廓是否对称；腰部是否一侧有皱褶；两脚并拢，双腿直立双手并拢弯腰，背部是否一侧局部有隆起；走路有否明显的"长短腿"；女孩在穿裙子时是否有两侧裙摆不对称的现象。

对于出现脊柱侧弯的孩子，专家指出，传统治疗方法主要有三种：定期观察、支具治疗、手术治疗。如果脊柱侧弯角度小于 45 度，可以采取保守治疗，如果大于 45 度或者每年增加 5 度以上就需要手术矫正了。而传统治疗主要包括以下三种：

第一种：小于 20 度的脊柱侧弯为轻度，可通过康复治疗调整脊柱生物力学失衡，提高平衡功能，增强肌力，可有效康复。

第二种：脊柱侧弯 20~35 度为中度，康复治疗与支具形成配合治疗，可有效控制弧度的进展及畸形的发展。

第三种：脊柱侧弯大于 40 度的时候就是重度了，康复治疗可有效预防脊柱僵硬，改善身体的灵活性和柔韧性；提高肌肉活性，防止肌肉萎缩；改善心、肺功能，减少手术率，提高手术效果。

河南中医学院一附院儿科医院儿童脑病诊疗康复中心经过多年

让孩子长高长壮的诀窍 第五篇

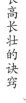

临床经验总结，创立了一套治疗脊柱侧弯的推拿按摩手法——疏通正脊术：运用中医传统推拿手法结合正骨手法，以整复脊椎关节的错动、旋转为主要手段，使督脉气机条达，调理错动旋转的关节，鼓动或调整腹内气机。通其经络，振奋阳气，恢复脏腑、经络本来的机能，使其各司其职。

同时配合现代康复治疗技术：手法矫正、三维减重步态训练、坐位牵引、节段性背肌训练、背肌牵伸、核心肌力和稳定性训练、平衡功能训练、自我姿势矫正、呼吸训练、本体感觉训练、支具治疗，对青少年脊柱侧弯起到较好的治疗效果。

5. 让孩子长高个儿的推拿绝招

最近，有很多妈妈们留言，说自己的孩子个子比别的孩子低，怎么办？还有的妈妈们说，宝宝出生的时候体重轻，或者早产，实在担心孩子将来长不高。真是着急，但是又使不上劲儿，不知道咋办！

就这个事儿我专门请教了全国知名的小儿推拿专家高清顺老师。高老师是这样说的，"小孩子个子小，一般来讲跟脾胃有关系，但是现在小孩子的脾胃问题比较多，脾虚的、食积的，家长不好掌握。但是，有个推拿法，是直接管长个儿的，那就是重点照顾小脑。"

大家肯定不理解了，为什么要照顾小脑呢？

你要看看教科书，会发现小脑有三大作用：调节躯体平衡，调节肌紧张，协调随意运动。

教科书上说得比较难懂，其实通俗地讲，小脑是管四肢的。所以，多推小脑，就能刺激孩子的胳膊、腿生长！

前面我说了，推小脑有两种手法，一种是推法，一种是擦法。推法很简单，用手掌轻轻横着推就可以了。

在这里我重点代高老师给大家讲一下效果更好的擦法。

让孩子取坐位，妈妈站立，用左手扶着孩子的头顶，然后用右手大鱼际从上往下擦孩子的后脑勺。擦下去以后，拍一下孩子的后背，再用手的小鱼际从下往上擦孩子的后脑勺。

擦的时候具体操作是这样的：

（1）大鱼际落下，触到小脑的时候说"吧"。

（2）大鱼际落下后，手掌拍孩子的后背，说"得"。

（3）小鱼际上抬，擦到小脑时说"吧"。如此反复即可，妈妈们试一下，会发现非常有节奏。

注：小儿的后背有肺俞、脾俞等穴位，所以轻拍后背有调五脏的作用。

大家可以想象一下，高老师给孩子做的时候，嘴里是有节奏的，就是"吧——得——吧，吧——得——吧"。我采访高老师的时候，他正给孩子做，孩子非常舒服，也非常配合。

推拿完就是抖胳膊和腿，方法很简单，让宝宝躺在床上或坐在沙发上，妈妈们用双手拉着孩子的双手或者双脚，轻轻抖动就可以了。

高老师跟我说了这种方法的效果，很多早产儿刚出生的时候，体重都是三四斤，经他用上面的方法推拿以后，长得比一般的宝宝都高。

让孩子长高长壮的诀窍　第五篇

6. 微量元素无须刻意补，均衡饮食最重要

最近，微量元素的概念在儿童保健市场被炒得特别火热，各种各样的营养产品琳琅满目。加上孩子们都是父母未来的希望，宁可自己吃糠咽菜，也要让孩子出人头地，攀比心理重，别人吃一粒钙片，自己的孩子就得吃两粒，别人喝一瓶口服液，自己的孩子就得喝两瓶，不能让孩子输在起跑线上。

其实，这样的做法非常不科学。河南中医学院第一附属医院儿科主任医师赵坤说，只要孩子没有代谢障碍，微量元素根本不用刻意地补，好好吃饭，均衡营养，体内就不会缺乏。

微量元素是指占生物体总质量0.01%以下，且为生物体所必需的一些元素。如铁、硅、锌、铜、碘、溴、硒、锰等。微量元素亦称"微量营养元素"，这里边有两个意思，一是"营养"，二是"微量"。

"营养"是被市场炒热的概念，微量元素对人体来说确实非常重要，对人的生命起至关重要的作用。一旦缺少了这些必需的微量元素，人体就会出现疾病。如缺锌可引起食欲不振、面黄肌瘦。缺铁可引起缺铁性贫血。但是，微量元素所包含的另一个意思也是大家所不能忽视的，那便是"微量"。微量的意思就是很少，也就是说，它虽然很重要，但是需要的量很少，人体只需要摄取一丁点，就能发挥巨大的能量。如果摄入量过多，则会发生微量元素积聚而出现急、慢性中毒，甚至成为潜在的致癌物质。

所以，父母不能只考虑营养问题而忽略量的控制，狠劲给孩子补，这样反而会适得其反。赵主任说，其实人体所必备的几种微量元素，我们日常的食物就是其主要来源，根本不需要通过买专门的营养品来补充。

比如，动物肝脏、黑木耳、芝麻、黄花菜、猪血、蘑菇、油菜等富含铁元素；鱼类、瘦肉、花生仁、芝麻、大豆制品、粗面粉、牛肉、羊肉和牡蛎中富含锌元素；海带和各种海味中富含碘元素等。

我们人体所需的微量元素大多都能在食物中找到。一瓶补铁的口服液其铁元素含量不见得比一根菠菜多多少，而且食物通过烹饪后更利于被人体吸收。孩子合理膳食，不但让他们品尝到了人间百味，还促进了健康，我们何乐而不为呢？所以，给孩子补微量元素，家长要做的不是去药店，而是下厨房，变着花样给孩子做好吃的。

附：富含微量元素的食物

富含铁：动物肝脏、黑木耳、芝麻、黄花菜、猪血、蘑菇、油菜和酵母。

富含锌：鱼类、瘦肉、花生仁、芝麻、大豆制品、粗面粉、牛肉、羊肉和牡蛎。

富含钙：乳制品、虾皮、豆制品、绿叶蔬菜。

富含铜：动物内脏、硬壳果、芝麻、柿子、猪肉、菠菜、豆类和蛤蜊。

富含碘：海带和各种海味。

富含铬：粗粮，牛肉和动物肝脏。

富含锂：小米、胚芽、糙米、蛋类和谷物。

富含锰：粗面粉、豆腐、坚果和大豆等。

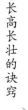

让孩子长高长壮的诀窍　第五篇

富含硒：鱼类、鸡蛋和动物内脏。

富含钼：各种干豆、谷类和动物肾脏。

7. 如何判断宝宝缺哪些微量元素

很多家长问，微量元素看不见摸不着，我们怎么知道孩子到底缺不缺呢？

赵坤教授说，微量元素虽然含量不高，但却与人体健康息息相关，每一项微量元素其作用也大不相同。身体其实就是微量元素的"显示器"，我们通过观察孩子健康改变的相应表现，便可以分析出哪项微量元素出现了问题。

下面我们就来认识一下这些身体里的"各路神仙"。

（1）铁元素

铁是制造血红蛋白不可缺少的元素，铁元素缺少与否影响着人体血液的生成，所以缺铁引起的最直接疾病便是营养性贫血。

中医认为，人体的发肤都要靠血液滋养，因此缺铁的孩子会表现出毛发枯黄、眼睑发白、面无光泽。再者因为阴津（血属阴）匮乏，婴幼儿还会表现出晚上特别爱哭闹、睡中容易惊醒、白天精神萎靡、注意力不集中等症状。

蛋黄、海带、紫菜、菠菜、木耳、猪肝、桂圆、动物血等都是铁元素含量比较高的食物，想要给孩子补铁，家长可多让孩子吃这些食蔬。另外，用铁锅炒菜对补铁也有一定的作用。如果是婴幼儿，在 4~5 个月后要注意添加蛋黄、鱼泥、禽血等辅食，从 7 个月起添加肝泥、肉末、血类、红枣泥等食物。

平常还要让孩子多吃点蔬菜和水果，因为蔬菜水果中富含维生素C、柠檬酸及苹果酸，这类有机酸可与铁形成络合物，可以增加铁在肠道内的溶解度，有利于铁元素的吸收。

（2）锌元素

锌是人体必需的微量元素之一，在人体生长发育、生殖遗传、免疫、内分泌等重要生理过程中是必不可少的物质，发挥着极其重要的作用，被誉为"生命之花"。孩子们也是父母的花朵，两朵花要同时盛开才能美丽呀！

此外，锌还参加唾液蛋白构成，锌元素缺乏会造成味觉迟钝，所以孩子缺锌给家长带来最直接的感触便是食欲减退，不爱吃饭。

"民以食为天"，孩子吃饭不香，进食量差就会引发一系列的营养失衡反应，如易患口腔溃疡、受损伤口不易愈合、生长发育不良、免疫力下降、智力发育落后等。另外，缺锌还会导致部分孩子出现异食癖，就是吃一些泥巴、沙石、盐粒、毛线头等不能吃的东西。如果发现孩子喜欢捡起地上的东西往嘴里塞，那很有可能是缺锌引起的。

孩子缺锌，家长可以买一些补锌的口服液，能直接快速补充锌元素。另外，像牛肉、猪肉、羊肉、鱼类、牡蛎这些食物中含锌量也非常高，家长不妨在厨房里一展身手。

（3）钙元素

钙是人体骨骼发育的基本原料，其中99%以晶体的形式存在于我们的骨骼和牙齿中，其余1%分布在血液、细胞间液及软组织中。所以说，钙元素缺乏直接影响着孩子的生长发育，而且多表现为骨骼和牙齿发育迟缓。

让孩子长高长壮的诀窍　第五篇

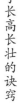

对于婴幼儿，缺钙的主要表现为发育迟缓，出牙晚，学步晚，对周围环境不感兴趣，没有活力。比如，孩子 10 个月后才出牙，而且牙齿排列稀疏、不整齐、不紧密，牙齿呈黑尖形或锯齿形。13 个月后才开始学步，并且因为缺钙导致骨质软化，使得下肢弯曲，出现"X"形腿或"O"形腿。

另外，还常伴有串珠肋特征，就是由于缺乏维生素 D，肋软骨增生，各个肋骨的软骨增生连起来像串珠一样。再者，颅后枕秃、前额高突、鸡胸，这些也是缺钙的典型症状表现。

人体对钙的需要可以从食物中获得，比如说鱼、虾皮、海带、排骨汤、干果、豆类及其豆制品、绿叶蔬菜等都是钙的来源。但是，钙元素被吃进肚子里并不意味着就能被吸收。钙在体内的吸收过程受众多因素影响，除了膳食的成分、生理状态，最重要的就是维生素 D。维生素 D 可以促进钙在体内的吸收，但天然食物中维生素 D 含量较低，主要靠人体多晒太阳，通过紫外线自己合成。

我有一个朋友，家里小孩缺钙，生长发育比别人慢半拍。别人的孩子都会走了，他的孩子才刚学会爬。父母为了让孩子长得快，把各个品牌的钙片混着让孩子吃，但就是不起作用。最后找了一个儿童生长发育方面的专家一看才找到原因，原来夫妻两人都喜欢宅，很少带孩子外出，孩子也没有机会接触太阳，吃进去的钙片根本没被转化成可以吸收的钙元素。

所以，父母给孩子补钙，光靠喂食钙片没用，还要带孩子勤晒太阳，多参加户外活动。

（4）碘元素

碘对人体甲状腺激素的分泌起着至关重要的作用，碘缺乏时，可有甲状腺肿大、智力低下、身体及性器官发育停止等表现。

在科学界，碘元素常被称为"智力元素"，碘缺乏最为严重的危害就是造成胚胎、婴幼儿、儿童的脑发育不良，造成不同程度的智力损害，表现为不同程度的智力缺陷，学习能力低下，如"呆小症"。

如果您的孩子对周围的人和事物的反应及自身运动能力、智能和生长发育均落后于健康婴儿，给人整体的感觉是"木木的"，或者说有点儿"呆"，家长应该意识到孩子可能是缺碘了。

如何给孩子补碘应该分两种情况区别对待。第一是尚在哺乳期的婴幼儿，虽然我国已实施全民食盐加碘方案，但婴幼儿不可能从食盐中摄取碘。因此，妈妈们应主动多摄取碘元素，当然这并不是让妈妈们多吃盐，而是多吃海带、紫菜、海鱼等含碘量高的食物，通过母乳喂养来给宝宝补碘。另外，还可以为宝宝选购含碘的婴幼儿配方食品。

对于能够自己吃饭的大龄儿童来说，多食含碘量丰富的食物是最佳的补碘途径。妈妈们可以用不同的烹饪方式，每周都安排孩子吃 1~2 次海产品。

（5）其他元素

就目前来看，铁、锌、钙、碘元素的缺乏最为常见，且与孩子的生长发育关系最为密切。当然，铜、硒、氟、锰、铬等微量元素，也是对儿童健康影响不可忽视的一部分。

铜是多种酶的主要原料，参与了三十余种酶的合成。如果铜元素缺乏，患儿可表现为贫血，出现厌食、腹泻、个体瘦小、毛发和皮肤无光泽等。含铜的食物也很多，如动物肝脏，大多数的海产食品，虾、蟹等，多吃肝类、肉类、鱼类等食物就可以充分补充铜元素。

硒在心脏中的含量最高，对心肌起着保护作用，如果人体缺乏硒，心脑血管方面的症状就会表现突出，但是我们从大米、小麦、

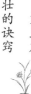

让孩子长高长壮的诀窍　第五篇

大蒜、荠菜及肉类中都可以获取硒，所以身体健康的人每天维持合理膳食，就可以满足身体对硒的需要。

氟是牙齿发育的重要组成部分，如果缺乏就容易发生龋齿。一般在水质正常的地区，孩子只要能够正常饮食，缺氟的可能性就不会太大。

锰广泛存在于动植物组织中，以肝、肾、莴苣、菠菜及谷物中含量最丰富，故从日常膳食中很容易得到充分的供应。

铬可使胰岛素活性增加。在铬缺乏时人体可出现尿频、口渴、尿量过多、易饿、体重减轻、疲倦、手脚麻木、视力下降等。铬主要存在于粗粮、红糖、蔬菜及水果等食物中，有些家长不注意食物搭配，长期给孩子吃一些精细食物，从而造成缺铬。

当然，身体内其他的微量元素还有上百种，但是父母们要记住的是，微量元素虽然必需，但适量即可，不要过度补充，否则过犹不及，反受其害。

8. 合理摄入高脂肪、高蛋白食物

前几天，有位家长咨询了我一个问题，这个问题非常典型，相信也是大家心中共同的疑惑，所以我决定拿出来给大家絮叨絮叨。

这位家长的孩子洋洋是一个哮喘患儿，为了减少哮喘发作的频率，呼吸科的专家建议孩子少吃高蛋白、高脂肪食物，像牛奶、鸡、鸭、鱼、肉等食物最好不吃或少吃。因为孩子哮喘的问题，这位家长可谓是操碎了心，所以非常遵从医生的叮嘱，平常只让孩子吃清淡的食物，偶尔改善生活也是煎个鸡蛋。

高营养、高蛋白食物的摄入是引起食积，减低免疫力，诱发哮喘的因素之一。这位家长从饮食上采取"清廉"的方式之后，孩子的哮喘确实给控制住了，很少发作。但是，孩子的身高问题在第二年也跟着出现了。

因为吃得少，营养摄取不足，洋洋的身高比同龄儿童要矮上3厘米左右。家长带孩子去生长发育门诊，大夫说要多补充蛋白质，牛奶要管够，喝足！

那么问题来了……

那些蛋白质含量高的食物，吃，就有诱发哮喘的可能，不吃，孩子便无法茁壮成长，吃还是不吃，这真是一个让人左右为难的事情。

哮喘和身高问题同时摆在面前，真是一个顾此失彼的关系吗？为此，我专门请教了琚玮大夫。

琚玮大夫说，首先，呼吸科大夫和生长发育科大夫对家长的建议都没有错。小孩子脾胃娇嫩，高蛋白食物虽然富有营养，但是吃进去不易消化，容易产生食积，诱发其他疾病。但是，蛋白质是生命的物质基础，是构成细胞的基本有机物，占人体重量的16%～20%，蛋白质供给不足就会影响孩子的生长发育。

两个大夫的意见虽然看起来有点水火不相容，但只要采用折中的方式，两方面均可兼顾。而所谓的折中方式，其实就是科学喂养，不能往两个极端分化——要么不吃，要么狠吃。

首先，高蛋白食物是一定要吃的，孩子正处在快速生长发育阶段，需要的能量很多，营养一定要跟上。但是，家长们要明白营养物并不是吃得越多越好。不能拼命给孩子买牛奶、鸡蛋、肉、虾等富含蛋白质的食物，这些东西吃多了，蔬菜瓜果、五谷杂粮就吃少了。我们吃饭要讲究合理膳食，科学营养，若是打破了这种平衡，自然是不行的。

所以，高蛋白食物要勤吃，但每次不能多吃，吃的时候还要时刻观察孩子的反应，比如排便情况、消化情况。如果孩子出现拒食现象，家长就不要硬塞了。孩子不想吃的时候，说明胃里不缺，所以才食欲不佳。家长就应立即停喂几天，等孩子肚子里的高蛋白食物消化干净再继续补充。谁都不能一口吃成个大胖子，得缓缓地来。

另外，肉类食品是优质蛋白的重要来源，但小孩子的肠胃不像大人们那样功能强大，所以家长应挑选肉质细嫩的部位，过肥、过油的不要选。做的时候要炖烂，这样孩子吃进肚子里才好消化，不会形成积滞。而且，肉类食物不要过油炸，油炸会增加食物的热量，食后易堆积脂肪，出现肥胖。

对于牛奶来说，也不是越浓越好，越甜越好，主要看孩子的体质而定。如果孩子喝纯牛奶确实不易消化，那完全可以选择一些含有益生菌的酸牛奶，虽然蛋白质没有纯牛奶含量高，但是有利于人体消化吸收。在这个问题上父母千万不要钻牛角尖，凡事变则通，通则达。

此外，基于儿童容易积食的生理特点，我们在给孩子补给高蛋白食物的时候，也可帮助其消食，可以给孩子吃一些健脾消食的中药，如山楂、鸡内金、神曲、麦芽，也可以喂孩子直接吃中成药，如肥儿丸、保和丸、健胃消食片等。

总之，对高蛋白食物不要连续、过量供给，要给予脾胃松快的机会，弛张有度。只要合理膳食，缓解哮喘与促进身高之间还是可以兼顾的。孔子说："君子和而不同，小人同而不和。"对各种营养物质，只要我们取中庸之道，就可以求同存异，达到和谐的状态。

第六篇

如何让孩子变得更聪明

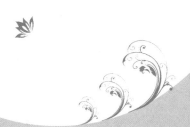

1. 为啥孩子看起来聪明但学习不好

在河南中医学院第一附属医院儿科门诊上，有个九岁的男孩儿在妈妈的带领下来就诊。男孩儿的妈妈对周正副主任医师说，自己的孩子老是动来动去的，学习还很不认真，有时候好像故意出错一样。周正大夫就让小男孩儿用大拇指按顺序分别和食指、中指、无名指、小指接触。在做的过程中，周正大夫、小男孩儿的妈妈都发现，小男孩儿有明显的"跳指"现象，有时候从食指隔过中指就跳到了无名指上。

周正大夫说，有很多家长发现，自己的孩子脑子特别灵活，但就是学习不好，特别爱动，干什么事都毛毛草草的。做数学题的时候老是忘了小数点，写句子的时候会漏掉一个字，比如，在门诊上有位家长就反映，自己的孩子有次在写"为人民服务"的时候，就写成了"为民服务"。这样的孩子的确很聪明，但缺点是做事不够"精细"。

其实，从婴幼儿到儿童时期，孩子的听觉、视觉、语言以及认知能力都是有密切关系的。如果孩子的视觉和动手能力不够协调，就会出现以上现象。这时候，家长可以多帮助孩子进行一些"精细运动"的训练。比如，买个乒乓球拍和乒乓球，让孩子每天早晚各托二三十个球。买个篮球，让孩子用左右手交替拍一拍。或者把红豆、绿豆、黄豆各放在一个小碗里，让孩子按一定的顺序，每次从每个碗里捏出三个，放到另一个碗里。一般来讲，只要坚持一段时间，家长就会发现孩子注意力不集中的问题能够得到较大的改善。

另外，需要提醒各位家长的是，有的父母在养孩子期间，嫌地上脏，不愿意孩子在地上爬。其实，爬行是一种全身运动，是眼与四肢的协调。孩子小时候多爬一爬，长大了就会减少患多动症的概率。

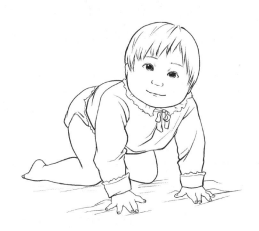

2. 孩子说话晚，您可别不当回事

孙女士的小宝宝已经 2 岁了，还不会开口叫"妈妈"。经检查后医生确诊小宝宝患有"言语发育迟缓"，必须及时进行系统的言语训练。医生问孙女士为什么早点不抱孩子过来看病。孙女士说，宝宝 1 岁半时没学会说话，当时自己和丈夫想带孩子来诊断一下，但父母说俗话称"贵人语迟"，这是宝宝将来能做大事的征兆，还说我们太多心了。

河南省内权威的小儿脑病专家、我们医院儿科三区主任医师马丙祥说，语言是人与人之间进行交流沟通的工具，为人类所特有。据调查，在学龄前儿童中，言语障碍是最多见的一个发育问题，有7%~10%的儿童语言能力低于正常标准。3%~6%的儿童有言语理解和表达障碍，并影响以后的阅读和书写。但是，由于它不像感冒发烧等疾病会给患儿带来身体上的痛苦，或者有些家长粗心大意，或者受一些错误的传统观念的误导，给患儿带来了终生的遗憾。

　　对于发育中的儿童来讲，言语问题主要表现在"言语能力发育迟缓"和"构音问题"。语言能力发育迟缓是指儿童在发育过程中，其语言能力的发育没有达到与其实际年龄相符的水平。构音问题则是指患儿存在构音器官的运动障碍，出现吐字不清，说话声量小，音调单一等问题。

　　一般来讲，在小儿开口说话之前，就已经建立了对语言的理解，也就是说，对言语的理解是先于表达的。小儿在开口说话之前，已经会用非语言的方式与别人进行沟通，比如寻找、微笑、动作、手势等。正常小儿在3~4个月时，就会反复地咿呀做声，8个月时会发出由元音和辅音结合的声音，12个月时会使用单字，同时会运用手势如欢迎、再见、谢谢等，12~18个月的小儿就会运用20个左右的单词，18~24个月的小儿就会造简单的句子，2~3岁的小儿能用恰当的词语表达自己的情绪等。4岁左右的正常儿童无须正规教育即能完全掌握母语。

　　因此，马丙祥大夫强调，细心的家长应在养育孩子的过程中注意孩子的言语能力发育，及时发现异常，及早进行干预或治疗，以免使语言能力发育迟缓的儿童失去最佳的治疗时期。这不仅会导致语言能力发育迟缓的儿童语言交流能力出现落后，并且在语言的各个方面如听、说、读、写等，都出现不同程度的障碍，而且，随着年龄的增长，又会继发二次障碍，如心理、智力、社会适应能力等方面的障碍。

3. 怎样让孩子集中注意力

开学啦，当爹的该操心孩子的学习了，当妈的也该操心孩子的学习了。大家看到这句话是不是仿佛回到了童年？没错，是"鲁迅体"的，还记得那句话不？"我家门前有两颗树，一颗是枣树，另外一颗也是枣树。"

很多家长留言问我，孩子老是注意力不集中，动来动去的，怎么办？正好以前有家报社约我写过这方面的文章。我们医院心理科于俊丽大夫分析得非常好。她先举了一个她在门诊上碰到的例子：

门诊上来了一对 8 岁的双胞胎，他们在妈妈的带领下来到河南中医学院一附院心理科门诊。妈妈在跟该科于俊丽副教授说话的时候，哥哥鹏鹏不停地在妈妈跟前转来转去，翻这翻那，弟弟飞飞却乖乖地站在一边。妈妈说，自己两个孩子，一个在班上特别爱学习，成绩总是名列前茅，另外一个思想老是跑神，成绩总是马马虎虎。

于俊丽问："那个跑来跑去的应该学习差一点吧？"

妈妈奇怪地问医生怎么知道。于俊丽笑着说："这不很明显吗？跑来跑去的老是不停地翻这翻那，注意力根本就没集中嘛。"

妈妈听后说："说实在话，平时家里的亲戚朋友都比较喜欢鹏

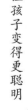

鹏，因为他从小就比较活泼。三四岁的时候，家里一来客人他马上就会跑过去叫叔叔阿姨什么的，然后就跟客人们玩成一团。可飞飞就不一样了，客人来了他也不理，仍然自顾自地在那里玩积木，有时候客人叫他他也不理。以前我们一直都以为鹏鹏比飞飞聪明，学习也肯定比飞飞好。可是事实却大大出乎我们的意料，老师经常向我们反映，鹏鹏上课时注意力不够集中。"

于俊丽说，这其实是家庭教育中如何让孩子集中注意力的问题。注意力能不能集中其实也是一种习惯，关键在于如何养成。首先，在孩子两三岁的时候，就要给他一片属于自己的空间，比如，可以给孩子买一套小小的没有棱角的桌凳。桌凳要尽量离家里的沙发、电视机远一点，总之，干扰越少越好。孩子一旦坐下来玩玩具，看图画书，就要尽可能让他持续的时间长一些，即使来了客人，也无须打断孩子。因为小孩子玩玩具时也是在持续地专注于某一件事，是大脑连续的活动，此时家长最好不要去打断孩子的思路，这样就能使孩子逐渐养成沉浸于内心活动的习惯，日后就不容易分心。

等到孩子上小学以后，家长就要注意开始培养他们良好的学习习惯。比如，当孩子完成作业后，除了固定桌椅外，与学习无关的如玩具之类的东西绝对不能放在桌子上。这样一来，孩子坐在桌前写作业的时候，就不会因为看到玩具而三心二意了。另外，孩子坐在桌前开始写作业前，一定要把喝水、上厕所、削铅笔等琐事做好。也就是说，孩子一坐在桌前，马上就得把思路定位在学习上，而不是想到玩具，或是喝水之类的杂事。

最后，应强调家长注意的是，当孩子养成了好的习惯后，注意力会相对集中，作业完成得也比较迅速，题目正确率也比较高。这时候，家长切不能说："这么快就做完了？再把明天的课文预习一下吧?"因为这就是在暗示孩子:也许作业做得慢一点反而更好。这会使孩子回到拖沓的状态。

4. 小儿脑损伤须早发现，早治疗

　　孩子有脑损伤，家长们会四处求医，花钱无数。其实，对于小儿的脑损伤，家长有很多认识上的误区。当许多婴幼儿出现脑损伤的时候，很多家长便错误地认为，自己的孩子患上了脑瘫，将来一定会发展成为傻子、弱智。事实上，绝大部分的小儿脑损伤都可以完全恢复，只有极少部分会发展为脑瘫。

　　看看小儿脑损伤早期的不典型症状吧。

　　河南中医学院一附院小儿脑病诊疗中心主任医师马丙祥说，缺氧、早产、窒息、惊厥等原因都可诱发小儿脑损伤。但是，很多家长在发现孩子出现脑损伤的时候，会错误地认为这就是脑瘫，将来一定会发展成为傻子、低能儿等。事实上，国际学术界最新认为，小儿脑损伤绝大部分通过治疗，完全可以恢复正常。仅有少部分脑损伤无法治愈，留下脑损伤后遗症，这时候才能确诊为脑瘫。目前，西方很多国家明确规定，在婴幼儿6个月以内不应诊断为脑瘫。因此，当小儿出现脑损伤时，家长应及时带孩子到医院进行治疗，以免延误病情导致脑损伤不可恢复，发展为脑瘫。

　　当然，还有很多小儿脑损伤的早期症状不明显，很多年轻妈妈没有引起足够重视。马丙祥主任提醒，如果自己的孩子太闹人，出现经常发脾气、持续哭闹、睡眠不安等情况，或者太"听话"，对

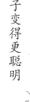

外界的什么事都不理不睬，这时候一定要引起警惕。另外，如果在带孩子期间发现孩子出现如下所示的"三大难"，也应及时到医院就诊。

太难喂：吸吮困难，呕吐频繁。

太难带：护理困难，肢体僵硬，翻动如滚木样。

太难看：握拳头、飞机手、芭蕾脚等。

另外，每月给孩子测量头围，也可早期发现脑损伤。

马丙祥主任说，定期给孩子测量头围，也可初步判断宝宝的大脑发育情况。一般来讲，小儿出生时，平均头围为 34 厘米。虽然有个体差异，但大小相差一般不超过 2.5 厘米。并且，小儿在 0~6 个月的时候，大脑发育较快，平均每个月头围可增长 1.5 厘米。小儿在 7~12 个月的时候，头围每月可增长 0.5 厘米。如果小儿脑围过大，可能是大头畸形。如果脑围过小，则可能是小头畸形，家长一定要引起警惕。

另外，马丙祥教授说，小儿脑损伤的诊治关键在于一个字——"早"。如果能在出生后 6 个月以内发现治疗，绝大多数孩子是可以完全康复的。这里的原因在于，小儿脑组织在 6 个月以内发育最快，脑的可塑性大，容易恢复。而且早期脑损伤后，异常姿势尚未固定，纠正起来也比较容易。

若小儿出生时黄疸、窒息，即使没发现异常也要定期检查。

随着新生儿急救技术的提高，以往很难成活的早产、低体重新生儿很多被抢救过来。马丙祥主任说，许多家长认为，孩子被抢救过来以后，就万事大吉了。事实上，这些高危新生儿 40% 有脑损伤，如不重视出生后的观察康复，有可能遗留脑瘫后遗症。

因此，当夫妇任一方有家族性的脑性瘫痪、精神障碍、智力障碍，或者产妇在 16 岁以下、40 岁以上分娩时，以及出现低体重、巨大儿、剖腹产、早产、窒息、黄疸、感染等情况时，从宝宝出生后家长就要注意，定期带孩子到小儿神经内科门诊接受专业医生的检查，以排除小儿脑损伤的可能。

5. 小儿走路易摔倒，家长不能大意

前几天在河南中医学院一附院儿科医院儿童脑病诊疗康复中心姚献花主任医师门诊上，一位家长说他家的小孩走路老是容易摔跤。结果经详细检查，最终被确诊为进行性肌营养不良。

进行性肌营养不良症是一组由遗传因素所致的原发性骨骼肌疾病，其临床主要表现为缓慢进行的肌肉萎缩、肌无力及不同程度的运动障碍。

通俗地讲，患儿行走缓慢，易跌倒，登楼上坡困难，下蹲或跌倒后起立费劲；站立时腰椎过度前凸，步行时挺腹和骨盆摆动呈"鸭步"样步态，仰卧起立时，必须先翻身与俯卧，以双手撑地再扶撑于双膝上，然后慢慢起立；有的表现为上肢近端及肩胛带肌无力，数年后逐渐累及骨盆带及下肢远端肌群，一般以胫骨前肌和腓骨肌无力和萎缩最为明显，少数可伴有面肌轻度无力，有些伴有不同程度的心脏损害，可由心脏传导阻滞而突然致死。一般发病年龄以 2～10 岁多见，在疾病早期患儿多有双足不能蹦离地面的表现，最突出的特点是腓肠肌假性肥大（小腿肚肥大）。

根据临床症状和体征，参考家族遗传史，再加血清酶学检查、肌电图和肌活检，常可确诊。

虽然这种病目前还没有特效的治疗方法，只能采取对症疗法及一般支持疗法，包括应用维生素E、肌苷、加兰他敏、三磷腺苷、苯丙酸诺龙以及中药等。但是，适当的功能锻炼、针灸、推拿、按摩等均可延缓更严重的肌无力、肌萎缩和关节挛缩的发生。河南中医学院一附院儿科医院儿童脑病诊疗康复中心曾诊治过一对患儿，弟兄两个均患有进行性肌营养不良症，曾服西药治疗无效，病情已发展到了行走困难阶段，经姚大夫的中药治疗后，目前已能行走。可见，推拿、按摩、康复训练相结合可能会取得更好的疗效，以延缓病情的进展。

6. 孩子不说话，警惕小儿自闭症

明明今年快3岁了，可他很少说话，有时他嘴里会嘟哝些什么，但是父母听不懂。他很少用眼神与大人交流，也不会用"手势"。周围的亲人如果叫他，他也大多不理。起初，明明的爸爸觉得孩子有个性、专注，但是时间久了，感觉孩子有问题，到周正主任医师门诊上检查，孩子最终被确诊为自闭症。

我以前曾经看过一个关于自闭症儿童的电影，若有一个这样的孩子，父母真的要付出太多太多。所以，早点发现自闭症，早治疗，不仅可以改变孩子的一生，也可以让整个家庭更加幸福。后来，我专门问了一下我们医院的专家关于自闭症的问题，才了解到自闭症又称孤独症，是由于神经系统发育失调导致的广泛性大脑发育障碍，其主要表现为不完整的社交能力、沟通能力、兴趣和行为模式改变，是以严重的、广泛的社会相互影响和沟通技能的损害以及刻板的行为、兴趣和活动为特征的精神行为心理疾病。临床上多以"言语落后"为首诊症状，社会表现"目中无人"，行为怪异、重复，呆板固执。社会、家长、教师对此大多认识不足，发现后就诊较晚，造成患儿不能接受正常的幼儿教育，无法融入学校和社会。随着医学科学的普及和提高，通过早期诊断，早期干预治疗，配合特殊的教育辅导，可以帮助自闭症患儿在后天社会适应能力方面得到明显改善。

因此，早期发现孩子的自闭症并早日治疗对孩子的健康非常有帮助。以下是孩子患自闭症的早期表现，家长应高度重视。

（1）1 岁前已会说有意义的言语，而后逐渐消失。

（2）目光无焦点，缺乏面部表情，被拥抱时无相应期待被抱的姿势；不会对人微笑，被呼唤时常常无反应。

（3）反复模仿别人的话，自顾自地说话或无原因地反复尖叫、喊叫；无故大笑或突然发笑。

（4）不理周围同龄儿童，经常机械地摆弄玩具，不许别人改变事物的固定模式。

（5）经常有奇怪的手指活动，常转圈跑，重复蹦跳或有咬手、撞头等自伤自残行为。

（6）不关注周围人的面容和表情，过分关注周围的声或光。对某些无生命的物体过分依恋，如对某玩具、某杯子、某毛球特别依恋，总是带在身边，舍不得丢弃。

专家指出，世界卫生组织调查显示：目前全球的自闭症患者已达 3500 万，我国的自闭症患儿也已超过 160 万。由于国人对自闭症的知识了解甚少，导致很多自闭症患儿陷入治疗不及时、错诊、误诊的艰难困境。儿童自闭症的最佳治疗时间一般在 3 岁之前，治疗越早，疗效越好。早期的正确诊断直接影响疾病的治疗和预后，而采用中西医结合康复治疗能起到事半功倍的效果。如果错过这个最佳治疗时机，孩子的智力和行为只能停留在幼儿时期，甚至导致终生残疾，生活自理能力受到影响。

7. 患儿哭闹不安可能跟脑损伤有关

小乐乐可以正常吃奶，大小便也没有异常，可是不知道怎么回事，孩子就是哭闹不安，不爱睡觉，怎么哄也哄不住。有时好不容易被哄睡着，突然的关门声或咳嗽声就能把孩子惊醒，又开始哭闹不安。孩子每次睡觉时间不超过 2 个小时，每天睡觉时间小于 10 个小时。开始时家长认为孩子没吃饱，老人认为孩子天生就是爱闹人，所以就没太重视。

再后来，小乐乐除了爱哭闹，还出现一些情况，头老是向后仰，胳膊和腿老是用劲，换尿布时双下肢紧张，难以分开，整个身体都是硬的，尤其是孩子哭闹时更为明显。开始家长认为自己的孩子长得硬朗、有劲，所以都没有在意。后来妈妈在和朋友们讲自己的烦恼时，有学医的朋友建议到医院检查检查，家长才抱孩子到医院就诊。

通过查看得知，小乐乐在妈妈肚子里时有肚脐绕颈的情况，妈妈在怀孕后期有胸闷的病史。现在孩子哭闹，容易惊颤，胳膊和腿硬直，肌张力增高，都是脑损伤的表现。肚脐绕颈、孕母胸闷这些可能都是导致小乐乐在妈妈肚子里缺氧的原因。查头颅核磁，提示蛛网膜下腔增宽，额叶、枕叶可见异常信号影，提示缺氧缺血性脑病改变。医生安排小乐乐住院进行康复干预治疗，给小乐乐输营养神经的药物1个疗程，同时配合推拿按摩及其他疗法，如气泡浴、漩涡浴、痉挛肌理疗等进行综合治疗。1个疗程结束后，患儿的哭闹明显减轻，睡眠也明显改善，夜间醒来吃奶后可很快入睡，肌张力也明显改善。

河南中医学院一附院儿科医院儿童脑病诊疗康复中心王志如大夫提醒，对孩子哭闹不能简单归结于缺钙，需要尽早查找原因。小乐乐就是一个鲜明的例子。那么是不是哭闹的孩子都患有脑损伤呢？也不尽然。那么哪些症状提示有脑损伤的表现呢？下面我们给大家简单列举一些症状，妈妈们可对照孩子的情况，如有可疑，尽早就诊。

比如，孩子在新生儿期不会吸吮或吸吮无力或拒乳，或表现为吸吮后疲劳无力，因进食少而发生体重不增加或增加缓慢。有的儿童出生后安静少动，哭声微弱或持续哭吵。有的儿童全身发硬，像小木偶，头背屈或偏向一侧。而有的儿童长到1~3个月时，还会出现紧握拳，拇指内收，不注意看人，面部表情淡漠，俯卧位不能抬头；4~5个月时，眼睛不灵活，不会追视物件，不注意看人，表情呆板，不会翻身，俯卧位抬头小于90°，不主动伸手抓物或只用一只手抓物；6个月后异常姿势明显，如手仍握拳，足尖着地，双下肢交叉等，同时伴有明显的运动发育滞后。

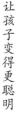

如何让孩子变得更聪明　第六篇

8. 把儿童尿床的问题说透彻

最近很多家长问我小儿尿床的问题。其实，我儿子也有这方面的问题，他现在三岁多了，有时候会尿床，媳妇就让我去问问专家。我觉得没必要，孩子尿不尿床跟他的生长发育有关系，孩子才3岁，怎么能不尿床呢？如果到了七八岁还尿床，那肯定就是有问题了。这就好比春天还没到，就着急草木为什么还没有发芽一般。

我比较喜欢用"透"这个字，咱们当爸爸妈妈的为什么孩子一生病就焦虑？其实啥也不是，就是对疾病不了解。把病给说透了，您心里跟明镜儿似的，就不着急了，是不？

这次我采访的是在河南中医学院一附院儿科的姚献花主任医师。姚大夫说，小儿尿床，医学上叫遗尿，一般说的是孩子5岁后仍不自主地排尿而尿湿了裤子或床铺。

小儿尿床，会影响到孩子的学习、生长发育、心理，家长们千万别小看了尿床，它对孩子的危害非常大。比如：

（1）尿床会对孩子的心理健康造成伤害。孩子会产生自卑、内疚、恐惧、胆小、焦虑、神经质等心理，上学的时候容易注意力不集中，导致学习成绩下降、烦躁不安等。

（2）对生殖系统带来的危害。小儿尿床不治，孩子将来长大了，有可能会出现男子少精、早泄、阳痿、无精、死精，女子月经不调、痛经、白带清稀、头发干枯、不孕不育等。

（3）对生长发育的危害。爱尿床的孩子大多会伴有食欲不振，吸收能力差，形体消瘦，发育迟缓，身材矮小，体弱多病等情况。

（4）对神经系统的危害。小儿尿床跟神经系统发育有关，这类孩子大多晚上睡眠昏沉、多梦咬牙、烦躁不安、情绪不稳。

治尿床，得分两种情况——器质性的和非器质性的。器质性尿床的病因有脊髓栓系综合征、大脑发育不全、智力低下、癫痫、糖尿病、尿路感染等，把这些病治好了，尿床的问题自然迎刃而解。所以，孩子尿床，得先找儿科大夫给看看有没有器质性病变。

当然，还有很多尿床是非器质性的。这类孩子大多表现为夜间睡眠较深、难以叫醒或自醒、睡中小便自遗，小部分孩子白天也会出现尿失禁。

给大家说个事儿，约有50%的孩子尿床症能够自愈。这对很多孩子来说是个好事儿，因为很多孩子的尿床缘于家族史或者卫生习惯不良。

但是凡事都有两面性。这也造成很多家长觉得孩子尿床的问题将来肯定会好，不用管他。结果错过了最佳治疗时机，导致孩子成年后仍然尿床。因此，对遗尿患者应尽早治疗。治尿床的方法很多，但还得中医打头阵。姚献花大夫说：西药多采用丙咪嗪、去氨加压素、奥昔布宁和颠茄等，但副作用比较大。而中药治疗效果与西药基本相同甚至优于西药，并且副作用较小。

姚大夫说，中医认为，水液的代谢与肺、脾、肾三脏密切相关，正如《素问·经脉别论篇》中说："饮入于胃，游溢精气，上输于脾，脾气散精，上归于肺，通调水道，下输膀胱"。其中任何一个环节出现障碍都可以引起小儿尿床的发生，而肾与膀胱互为表里，小便的排泄和储存有赖于膀胱的气化作用，而膀胱的气化功能发挥又必须依赖于肾阳的气化，肾的气化有常则开关有度。

因此，历代医家认为肾气不足、肺脾气虚、膀胱虚寒是导致遗

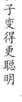

如何让孩子变得更聪明　第六篇

尿发生的主因。姚献花大夫在治小儿尿床的时候，多会用黄芪、菟丝子、益智仁、桑螵蛸等为底方。对手足发凉的孩子加淫羊藿、巴戟天；有脊柱裂的孩子加川续断、补骨脂等。

接下来我说说家长该怎么办！

孩子是爹娘的心头肉，孩子生病了，当爸妈的干着急使不上劲儿。没事儿，这次让大家使使劲儿！

姚献花大夫给大家推荐了两种推拿方法，你们可以选一种试试。

按摩身体：推拿时按百会、按人中，揉关元、气海，按揉足三里、三阴交，揉肾俞、龟尾，擦八髎，捏脊。

对脾肾气虚者加补肾经，推三关；对肺脾气虚的重按百会，补脾经，揉外劳宫，擦中脘，手法由轻到重，均以补法为主。推拿 10 天为 1 个疗程，每天 1 次，一般治疗 2~4 个疗程即有效，4 个疗程无效者停用。每个穴位按揉 100 次即可。

按摩足部：咱们的脚是身体的全息反射区，也就是说，身体上所有的器官在脚掌上都有对应的反射区。所以，还可以试试足底按摩。揉足底的肾脏、输尿管、膀胱、子宫（前列腺）、尿道（阴茎、阴道），每个穴位推上 2 分钟即可，然后换另一足重复操作。

对孩子的饮食家长要特别注意，过量进食牛奶、巧克力、柑橘等食物会引起膀胱壁的膨胀，使容量减少、平滑肌粗糙，产生痉挛，所以，对这些食物要少吃。我们在临床上发现，很多孩子停用这些食物后遗尿也消失了。要给孩子多吃些温补固涩的食物，如糯米、鸡内金、鱼鳔、山药、莲子、韭菜、黑芝麻、桂圆、乌梅等。肝胆火旺的孩子宜食清补的食物，如粳米、薏苡仁、山药、莲子、鸡内金、豆腐、银耳、绿豆、赤豆、鸭肉等。按照这些轮换着给孩子吃就可以了。

姚献花大夫说，为了防治遗尿，家长一定要让孩子做到以下五点：①按时睡眠。家长要适当控制孩子的活动，尤其是白天不能让孩子玩得太累，避免孩子在夜间睡眠太深喊叫不醒；睡前让孩子将尿排净，睡觉时让孩子取侧卧位；内裤要宽松、被褥不宜太厚，被子不要裹得太紧；家长要在睡前喊孩子一次，天快亮时喊孩子起夜一次。②配合治疗；③晚餐宜吃干饭，以减少水分摄入；④宜吃猪腰、猪肝等动物性食物；⑤晚上服药要在睡前 2 小时以上。

9. 小孩子挤眉弄眼、吸鼻、清嗓子是何因

去年寒假的时候，很多家长给我留言，问我关于小儿抽动症的问题，可能是想趁寒假带孩子去看看大夫吧。

于是，我就找了治疗抽动症的专家、河南中医学院一附院儿科的主任医师郑宏博士，来把这个问题讲透。

很多家长发现，自己孩子有频繁的小动作，如挤眼、挑眉、吸鼻、咧嘴、耸肩、踢腿、鼓肚子、清嗓子、发声等"怪毛病"，学校老师也经常反映孩子注意力不集中，多动，小动作频繁，以致学习成绩都下降了，有时孩子因为频繁地挤眉弄眼还会受到同学嘲笑。对该病的认识，家长们往往有两大误区。

误区一：孩子挤眉弄眼是坏毛病，批评纠正就能改善。

郑宏大夫说，很多家长都认为孩子出现这些症状是跟别人学来的坏毛病，一旦发现，就狠狠批评孩子，却发现这些症状不但没有消失，反而此起彼伏。有些家长甚至看到孩子表现出这些症状，马

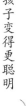

上就是一顿胖揍，但是没用，孩子还是忍不住。比如发现孩子挤眉眨眼，很多家长先是批评、打骂，见不能阻止孩子，就带孩子去眼科求医，但多次治疗后仍效果不好。其实，这可能就是抽动症啊。

这时候千万别怪孩子，真的，我有一次跟郑宏主任坐诊，就见到一个孩子不停地清嗓子，孩子他爸上去就是一巴掌，吼道："你就不能忍一下？"孩子想哭都不敢哭，真是可怜。

误区二：抽动症不是啥大病，随着年龄的增长可以自行痊愈，不用治疗

患有抽动症的孩子除了具有上述怪异表现外，大多还合并有其他行为，比如多动、注意力不集中、小动作多、性格冲动易怒、学习困难、强迫症等。家长们请注意啊，尤其是症状明显的孩子还可能因为他人的嘲笑而导致自卑，甚至产生更多的社交和情绪障碍。很多家长觉得，随着年龄的增长，孩子的抽动症会自然消失。事实上仅有小部分症状很轻的抽动症患儿可自愈，多数患儿的症状可延续至成年。如果不接受治疗，孩子很可能终生不愈，从而严重影响自尊心。不知道大家是否留意到有很多成年人有挤眼、耸肩、甩头等习惯，这就是小时候患多动症没治好遗留下来的，兄弟姐妹们，可千万要注意啊！

那么，一旦确诊孩子得了抽动症后怎么办呢？

郑宏大夫说，现在西医多采用氟哌啶醇、泰必利等药物治疗小儿抽动症，虽有一定疗效，但服药过程中及停药后易复发，副作用明显，远期疗效不太理想。相较而言，口服中药治疗多发性抽动症，通过辨虚实、辨脏腑等方法辨证治疗，不但能有效控制各种抽动症状，而且副作用少，还能全面调节儿童体质，具有西药不可比拟的优势。在临床上小儿多发性抽动症一般分为五个证型：

（1）孩子经常眨眼、搐鼻、清嗓、噘嘴、摇头等，以头面、咽喉部抽动症状为主，伴经常鼻塞、流涕、喷嚏、咽痒、眼睛发痒或常揉眼睛，有过敏性鼻炎、哮喘或反复呼吸道感染病史，多属于风邪犯肺型。

（2）孩子常挤眉眨眼、摇头、耸肩、踢腿等，抽动频繁有力，声音高亢，多动难静，脾气急躁，面红耳赤，多属于肝风内动型。

（3）孩子抽动无力，伴或不伴喉中"吭吭"之音，常清嗓子，面黄肌瘦，食欲差，多为脾虚肝亢型。

（4）如果孩子喉中发"吭"、怪叫、秽语突出，伴有摇头、耸肩、踢腿等，动作有力，多动，易冲动，烦躁易怒，入睡困难，大便干，多属于痰火扰心型。

（5）如果孩子抽动时发时止，反复难愈，伴注意力不集中，睡眠中汗多，手足心热，为水不涵木型。

当然啦，不论哪种证型，都需严格辨证论治，家长不可随意用药，一定要到正规医院就诊。

那么，哪些因素可能影响抽动症的轻重呢？

治疗抽动症，家长的配合起到了很重要的作用，如果家长护理不当，孩子受凉得了感冒、咳嗽、扁桃体炎、肺炎等疾病，就有可能造成病情反复或加重。

平时如果家长总是指责、打骂孩子，使孩子经常处于紧张、焦虑、情绪低落、惊恐等状态中，症状会变得尤为明显。

给孩子营造一个轻松愉快的生活、学习环境对于孩子的早日康复很重要。

需要家长特别注意的是培养孩子良好的生活习惯，不能让孩子过度兴奋、过度疲劳，避免长时间看电视，看电脑，玩手机、游戏机等，长时间玩这些电子产品不仅会影响孩子的视力，还会诱发、加重孩子的挤眼、翻眼、甩头、耸肩等抽动症状。

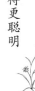

— 171 —

另外，饮食也很重要。现在的经济条件好，独生子居多，家长平时对孩子比较溺爱，孩子想吃什么就给买什么，却不知道很多疾病的发生与加重都与不良饮食习惯有关。那具体什么不宜吃呢？

（1）不宜吃含有防腐剂、添加剂、人工色素、调味剂等的食品，例如方便面、火腿肠、饮料（包括乳饮料）、冰激凌、小零食等。

（2）不宜吃麻辣、煎炸类食品，如涮羊肉、烤鸡腿、烤羊肉串、汉堡、炸薯条、油条等。

（3）不宜喝可乐、咖啡、茶等兴奋性饮品。

（4）少吃生冷食物。抽动症患儿的饮食以天然饮食为主，新鲜蔬菜水果、五谷杂粮、鱼肉蛋奶等荤素搭配、平衡营养，另外，还要注意烹饪时以清淡蒸煮为主，少油炸红烧，尽量少放鸡精、味精等各种调料。

10. 改变孩子命运的"小儿癫痫"

我有一次在门诊上跟我们医院的全国名老中医马云枝聊天，她说她治好了一个患癫痫的青年。原来，这个青年得癫痫已经十几年了，经常犯羊癫疯，所以到了快三十了也没找上媳妇，虽然大部分时间人都好好的，可是十里八村的人谁也不愿意把自己的闺女嫁给他。后来他来到河南中医学院一附院求治，经马云枝教授检查，发现这个青年脑子里有个瘤子。她怀疑是这个脑瘤压迫了大脑神经导致的癫痫，于是，建议患者接受手术治疗。手术过后，这个青年果然痊愈，癫痫再也没有发作过。后来，这个青年在郑州打工，不仅挣了钱，还结识了一个好姑娘，在郑州结婚成家了。

我听了非常感慨，癫痫会影响到一个人的一辈子。得了癫痫，一定要接受正规、系统的治疗。

孩子得了小儿癫痫以后，很多家长非常痛苦，迫切想了解一些相关的知识，但是现在网络上乱七八糟治疗癫痫的医疗广告太多，很多有夸大其词之嫌。所以，我觉得在这里客观地给需要的家长传递一些癫痫知识，是很有必要的。河南中医学院一附院儿科三区的马丙祥主任，在治疗小儿脑病方面非常权威。我以前采访过马丙祥主任，写过一篇关于小儿癫痫的文章，今天贴出来，大家看一看。

（1）癫痫儿童：50%症状不明显

9岁的莹莹是个聪明活波的小姑娘，学习成绩一直很优秀。但是近来她的学习成绩明显下降，也没有原来的机灵了，经常发呆，有时说话会突然停顿，然后记不起来前面说了什么。妈妈带她到医院进行脑电图检查后确诊为癫痫，这位母亲还觉得奇怪——孩子又不抽，怎么会是癫痫呢？

马丙祥教授说过，他在门诊上经常见到一些学龄期儿童，在生活中突然出现动作停止，眼神空幻持续5～10秒后突然结束，并且症状反复发作。这其实是癫痫所造成的。但是，目前许多家长认为癫痫发病时都会伴有抽搐，因此没有引起足够的重视而延误了宝贵的治疗时机。一般来讲，癫痫发作时比较明显的症状是"全身强直—阵挛发作"，也就是我们俗称的"羊癫疯"，对此大家都比较清楚。

但是，有统计表明，约50%的癫痫儿童症状并不明显。有的孩子表现为"失神发作"，即突发性的精神活动中断，意识丧失。也有的仅表现为单纯部分性发作，比如仅有某个手指、嘴角的抽动。

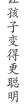

还有的儿童则表现为精神症状，如幻视、幻听、偏视等。例如，有位小朋友上课老是不停地笑，老师问及原因时，孩子说'老师忽大忽小的，一会儿变得像水壶那样大，一会儿又像巨人一样'。总之，对于有精神异常表现的孩子，家长一定要带孩子及时到医院进行脑电图检查。

（2）抗癫痫治疗：尽量选择一种药

孙女士家的孩子在被确诊为癫痫后，医生为其开出了一种名叫卡马西平的抗癫痫药。孩子吃了一周后总是贪睡，孙女士认为医生对孩子这么重的病，却只开1种药，副作用还这么大，于是来到一家私人诊所，这里的医生给开出了六种药。孩子服用半年后，连话都不会说了。

该科主任医师马丙祥说，有统计表明，约70%的癫痫患儿未得到合理治疗，这个比例真是高得吓人了。归其原因，不外乎急于求成、迷信偏方、私自停药等。其实，家长应注意癫痫治疗的"单药治疗"原则。单药治疗具有药物不良反应相对较少、方便对疗效和不良反应的判断、无药物之间的相互作用、减轻经济负担等好处。并且，有研究表明，混用抗癫痫药物可能通过药酶诱导和药酶抑制等原因改变药物自身的浓度，甚至产生一些不良的副作用。

另外，如果某种抗癫痫药物效果不明显，换药时也应注意，当一种药物用至有效稳态血浓度（俗称最大量）或最大耐受副作用时仍无效，可考虑换药。但是在换另一药时，递减旧药和递增新药至少要有半个月以上的过渡期。同时，在服药期间，癫痫患儿一定要注意定期随访复查，治疗初期需每月一次，以后可酌情延长，以便医生及时了解患儿的服药情况、发作情况、毒副作用等，家长还要注意每隔3~6个月进行一次肝肾功能检测。

（3）抗癫痫停药有原则：逐渐减量、持续两年

许多家长问马丙祥主任，抗癫痫药需终生服用吗？药物的副作用那么大，孩子吃到什么时候才是个头儿呢？

马丙祥主任说，抗癫痫药物的副作用也是人所共知的，因此虽然医生再三强调不得自行停药，但许多家长仍然让孩子发作时服药，不发作时就停药。这不仅不利于疾病的治疗，还可能会加重癫痫的发作。因此，家长们要注意，抗癫痫药的服药疗程要尽量长。若发作完全控制后 3~5 年患儿未再发病，并且脑电图检测正常，可考虑停药。停药要逐渐减量，整个停药期要持续 1~2 年，切不可突然停药，以免功亏一篑。另外，对于多药联合治疗的患者，每次只能减掉一种药物，并且撤掉一种药物之后至少间隔 3 个月，如仍无发作，可再撤掉第二种药物。

11. 别让"小儿肾病"反复发作折腾孩子

有很多家长让我写一些关于小儿肾病的文章。恰好我这里有一篇关于预防小儿肾病反复发作的文章，此文是在采访了博士生导师、河南省名中医、小儿肾病诊疗中心主任翟文生教授后写成的，在此跟大家分享一下。

孩子得了肾病以后，家长非常发愁的是孩子的肾病特别容易复发。据统计，小儿肾病的复发率在 80% 以上，80% 啊，数字真是高得吓人。导致肾病复发的原因很多，感染是重要的原因之一，感冒、腹泻、尿路感染等都是常见原因，尤其是感冒更多见。在季节

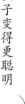

如何让孩子变得更聪明　第六篇

变换和冬春季节感冒多发时肾病就更易复发。家长在护理上必须特别小心如下几项。

（1）注意小儿肾病的信号

一天，李女士的儿子对她说："妈妈，我最近尿尿的时候老是有很多泡沫。"李女士觉得这没什么大惊小怪的，就没放在心上，没料到一周后，她的儿子就全身水肿，在送到医院检查后被确诊为肾病综合征。

翟文生主任说，临床上许多家长总是等到孩子出现全身水肿、腹水的时候才把孩子送到医院，结果经尿常规检查后被确诊为肾病综合征。其实，小儿肾病综合征有许多早期的信号，但家长并没有引起注意。例如，当孩子的尿液中如果泡沫明显增多，经久不消，可能提示尿中有蛋白。如果尿液的颜色发黄、红、暗，或者像茶叶水、洗肉水、烟灰水一样时，往往是血尿的表现，家长应及时带孩子到医院进行尿常规检查。

翟文生主任说，一般来讲，绝大多数的肾脏疾病都会在尿常规检查中出现异常，所以尿常规检查是早期发现肾脏疾病的简单有效的方法（记住了，家长要是不放心，就花一二十块钱带孩子做个尿常规检查）。有专家建议小儿每半年检查一次尿常规，但许多家长可能无法做到。1年左右做一次尿常规还是很有必要的，同时还要注意在患儿感冒、发烧后最好查尿，因为患有肾脏疾病的儿童在感冒发烧时容易出现尿检异常。此外，还有一部分患儿在肾病综合征发病时会出现眼睑水肿。在门诊上经常有家长反映，孩子早上起来时眼睑浮肿，像"肉眼泡"一样，家长还以为是熬夜引起的，但孩子很快便出现下肢水肿，紧接着就是腹水与全身水肿。所以，泡沫尿、尿色异常以及眼睑浮肿均是小儿肾病的早期信号，家长一定要注意观察。

（2）对小儿肾病的治疗一定要规范

5岁的豆豆患有肾病综合征，在一家私立医院治疗一段时间后，出院时尿常规检查提示尿中没有蛋白。可是没出半个月，豆豆很快又出现下肢水肿，到医院检查时又提示尿中有蛋白。

翟文生主任说，小儿肾病是一个慢性疾病，其治疗是一个长期系统工程，再加上目前医学界选用的激素、环磷酰胺等免疫抑制剂均存在明显的副作用，因此，医生常需根据病人病情发展情况从长远目标着手进行"阶梯治疗"，选择适宜的治疗方案。以最小的副作用和经济代价取得最大的疗效，是治疗肾病的医师追求的目标。在小儿肾病初发时期，大多数激素应为首选；在被确诊为难治性肾病时，方可使用环磷酰胺等免疫抑制剂进行治疗。多种免疫抑制剂在短期内给患儿一起用上，虽然患儿的尿蛋白暂时转阴，但再次复发时会给医生选择治疗方案带来很大的麻烦，更重要的是使患儿承担不必要的副作用。很多家长一听到激素就害怕，但当利大于弊的时候，该用还得用啊，不能一味拒绝。

翟文生主任还指出，家长不必过分担心激素等药物的副作用，其实，只要规范用药，完全可以把激素的副作用降到最低。另外，患儿在进行激素治疗期间，如果能配合中药效果会更明显。中药不仅可以对患儿全身的多系统进行调节，还可提高免疫力，减少感染，降低肾病综合征的复发率。

肾脏病理类型是选择治疗方案的重要依据，这是小儿肾脏病长期系统治疗工程中的重要基础。提起肾脏活组织检查，许多家长都会忘而却步。其实，肾活检是一项成熟技术，有经验的单位成功率几乎可以达到100%，有条件的最好进行肾活检，这样可以让医生更好地把握肾病的病理类型，选择有针对性的治疗方案，取得更理想的疗效。

如何让孩子变得更聪明　第六篇

（3）千万别自作聪明，擅自停药

翟文生主任说，小儿肾病综合征的复发率目前可高达80%，这与擅自停药或减少激素用量、感染、劳累等有很大关系。目前，国内外专家普遍认为，治疗肾病综合征应至少服用6个月以上的激素，这期间可在医生的指导下减少用量。家长切不可擅自停药，否则将会功亏一篑。另外，家长还应注意，应避免患儿感染，特别是感冒。再者，劳累、饮食不当也是导致肾脏病复发的一个主要原因。

12. "过敏性紫癜" 就在孩子身边

最近，我在微信上看大家提出的问题，居然有好几个人问关于过敏性紫癜的。以前我总觉得这种病专业性太强，贴出来看的人不会太多。没想到我跟提问者沟通的时候，有的说正是因为专业性有点强，所以更需要这方面的科普知识，有一位还说，家里离郑州比较远，来一趟不容易，贴出来看看了解一下非常好。需要说明的是，很多家长觉得紫癜离自己的孩子比较遥远，其实不是如此，紫癜的发病率、误诊率都非常高，希望大家都看一看。

这次采访的专家非常厉害，她是全国名中医、享受国务院特殊津贴专家、博士生导师、国家二级教授、我们医院儿科医院的院长丁樱教授。丁院长不仅医术高超，而且中医科研、教学、管理都非常擅长。河南中医学院一附院儿科能够闻名全国，大家都喜欢来河南中医学院一附院儿科看病，我们都应该感谢她。而且找她看过病的家长都应该知道，丁老师非常和蔼可亲，虽然是全国知名的大专家，但是从来没有一点架子。

丁院长先给我讲了一个她遇到的病例，9岁的小男孩毛毛一天晚上突然因肚子痛哇哇大哭，在被送到当地一家医院后诊断为胃溃疡，但用药1天后疼痛没有丝毫减轻，反而出现便血。再次诊断时医生认为是溃疡造成的穿孔，告之家长需要进行手术。后来家人带孩子紧急来到我们医院儿科就诊，结果医生发现两腿上有对称性的红疹，确诊为过敏性紫癜。

丁樱院长说，过敏性紫癜的主要表现为皮肤紫癜、腹痛、关节肿痛、血尿、蛋白尿，主要发生在儿童，以学龄前后发病率最高，成人也可发生，在季节变换特别是冬春季节时发病率最高，往往在感冒以后容易发生。小儿免疫功能尚不健全，在冬春季节或季节变换时容易发生感冒，家长要注意开窗通风，及时添加衣被，防止交叉感染，减少感冒发生。感冒后要注意观察，及时发现皮肤紫癜、腹痛、关节肿痛等表现，做到早诊断、早治疗。

小儿过敏性紫癜有突出的特点，那就是四肢的伸侧面会出现对称性分布的、突出皮肤表面的、压之不褪色的红色斑疹。这种斑疹小如芝麻，大的像绿豆一样，病情严重时会相互融合。丁樱教授强调，由于过敏性紫癜是一种专业性较强的疾病，许多家长对此没有足够的认识。据临床统计资料表明，约50%～70%的过敏性紫癜患儿会出现剧烈的腹痛，甚至伴有呕吐、便血，极易被误诊为外科急腹症，如阑尾炎、肠穿孔等。过敏性紫癜引起腹痛的原因在于，当肠黏膜毛细血管发生过敏性炎症反应时，会刺激肠道而导致其蠕动增强。还有三分之一的过敏性紫癜患儿在发病期间会出现关节疼痛，有些家长对此毫不在意，认为孩子在学校磕磕碰碰的，在所难免。

如何让孩子变得更聪明　第六篇

其实，过敏性紫癜引起的腹痛与外科急腹症还是容易区分的。一般来讲，外科急腹症有四大特征"痛、吐、胀（腹胀）、闭（由于肠道梗阻而造成无法排气）"及腹肌紧张、压痛、反跳痛等特点，但是过敏性紫癜引起的腹痛除了表现为疼痛或呕吐外，不会有腹胀、无矢气和腹部局限性表现。总之，无论是腹痛还是关节痛，如果患儿的四肢伸侧面出现对称性分布的红疹，家长一定要到医院排除一下过敏性紫癜，以免诱发肾炎甚至肾功能衰竭。

还有一部分过敏性紫癜与感染有关，家长须注意寻找变应原。

王女士最近可是为自己的宝宝着急了一阵子，她知道自己的宝宝患有紫癜，但总是反反复复，每隔10天左右就会发作一次。丁樱主任得知后，告诉王楠孩子可能接触了感染源。王女士后来仔细寻找，终于找到了罪魁祸首——纤维秋裤。原来，王楠每隔三四天给宝宝换一次裤子，10天左右正好"轮"上这个纤维秋裤。

丁樱说，在紫癜患儿中约有1/3的病例在起病前有上呼吸道感染，由此可见本病与感染关系较为密切。因此，作为家长应注意宝宝对哪些东西过敏。一般情况下，常见的变应原有鱼、虾、蟹、蛤、植物花粉、虫、疫苗、动物羽毛等。甚至某些孩子对药物等也会过敏，如某些抗生素和磺胺药（异烟肼、雷尼替丁、水杨酸、依那普利等），家长一定要细心留意。

有些家长反映，自己的孩子因为在紫癜治疗期间吃激素，现在已经出现了面部肥胖等症状。

丁樱教授说，目前，国内最好的治疗紫癜的方法是"激素＋中药"。激素在治疗小儿肾病方面还是非常必要的，但是，也会带来满月脸、水牛肩、食欲亢进、高血压、多毛、盗汗、兴奋等副作用。另外，使用激素也会造成孩子机体抵抗力下降、免疫力受破坏、易感染等。

这时候，如果再配上中医中药进行治疗，效果就非常好。比如，在结合中药治疗以后，可以明显提高孩子的免疫力，减少西药的副作用、激素的耐药性、药物的依赖发生率等，还可以减少紫癜的复发率。

13. 孩子不过敏真好

很多家长跟我留言问关于小儿过敏的问题。确实，现在得过敏性疾病的孩子太多了。很多家长纳闷，过敏到底是什么玩意儿啊！

我在参加一些亲戚朋友结婚、满月宴的时候，经常会见到一些家长说"宝宝，你不能吃虾，你对虾过敏"之类的话，看着孩子又馋又可怜的样子，真是让人心疼啊。

无独有偶，我有一次听我们医院儿科的一位专家讲座的时候，专家说"孩子到公园里转一圈，回来对花粉什么的过敏了。到麦田里、玉米地里玩一圈，回来身上又痒又起疙瘩，又过敏了。"

我们做家长的也很困惑，现在吃得好了，穿得暖了，但孩子的健康去哪儿了啊？牛奶、虾，本该是孩子口中的美味，为什么就成致病根源了呢？田里的花草，本该是孩子玩耍的乐园，怎么反而会伤害到咱们的心肝宝贝呢？

对此，我专门请教了我们医院儿科一位非常有名的大夫——任献青博士，让他来讲讲过敏到底是什么玩意儿。

近几年，很多家长有一种困惑，怎么孩子的体质没以前好了，生病的次数越来越多。一个小小的咳嗽，治了好久怎么就好不了，怎么孩子就患了哮喘，怎么周围那么多孩子患过敏性紫癜（以前都没有听说过），为啥孩子动不动就得肺炎，而且还是大叶性肺炎？

家长的感觉没有错，现在的疾病谱和以前相比已经悄然发生了变化，疑难重症确实越来越多了，过敏性疾病正在明显增加。

任博士大致统计了一下他治过的疾病，主要包括过敏性紫癜、过敏性咳嗽（又称咳嗽变异性哮喘）、肾病、过敏性鼻炎、荨麻疹，还包括一部分发热、肺炎、腹泻等。除了一些常见病外，居然大多都属于过敏性疾病。

那么多过敏性疾病从哪来的呢？对此，任献青博士说：

（1）从老爸老妈那来的。用任献青博士的原话就是"往往具有明显的遗传倾向"，也就是说，父母是过敏性体质，则孩子是过敏性体质的可能性非常大。

（2）从季节中来。发病有明显的季节性，比如紫癜多发生在每年的9～12月、3～4月份，哮喘多发生在秋冬季节。

（3）从环境中来。发病时往往有诱发因素，比如有上呼吸道感染，吃过海鲜类食物、空气质量特别不好。

（4）从饮食习惯中来。这一点其实还是从爸妈那来的，因为孩子的饮食习惯是爸妈给的。任献青博士说，很多家长给孩子养成的饮食习惯不好，此类孩子的通病是吃蔬菜水果较少，有的孩子就不怎么吃菜，但肉食、鸡蛋、牛奶、零食吃得比较多。很多家长问任博士，到底孩子是怎样患病的，他的答复是"孩子有过敏体质的基础，加之饮食不科学，加重了过敏状态，使孩子身体处于一种高敏状态，一旦遇到诱因或到了高发的季节，就会发病。其实，如果平时家长给予一定的注意，完全可以避免发病或者减少发病"。

有过敏性体质的孩子会有一些表现，正如门诊上常说的"眼睛大，睫毛长，长得漂亮身体瓢"，大家明白啥意思了吧？这样的孩子经常打喷嚏、流眼泪、鼻子痒、眼睛痒；经常皮肤痒，蚊虫叮咬后，容易起较大疙瘩。临床观察多年，虽然不是百分之百正确，但多数比较准确。

对于有过敏体质的孩子，如果家长不太注意，孩子的过敏状态会越来越严重，不但容易生病，而且容易患过敏性疾病。很多家长经常问任博士，那要注意些什么呢？

那就要发挥中医辨证的优势啦！遗传基因是遗传所得，无法选择；环境、季节也是不易改变的。那我们最容易做到的就是调整饮食习惯、适当使用药物调理体质。

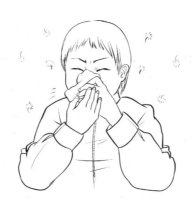

对于饮食调理，用一句话高度概括就是"三多一少"，即多吃菜、多喝水、多运动，少吃零食、肉食和高蛋白饮食。这里一定要正确理解啊，少吃不是不吃，而是正常的、合理的、科学的摄入，对于1～6岁的儿童来讲，正常食物的比例大致是蛋白质10%～15%；脂肪30%～35%；碳水化合物55%～65%。

对于天天不吃菜，只吃肉蛋奶的孩子来讲，看似吃的都是好东西，但容易导致大便干，舌苔厚，老上火，易患呼吸道感染、扁桃体发炎，发育不一定很好，头发也无光泽，还经常患过敏性疾病。这类孩子十之八九都是食积内热的体质，一般需要清热解毒消食，

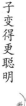

如何让孩子变得更聪明　第六篇

但临床上要根据其具体体质来进行调理。很多家长在微信里留言问我，自己的孩子为什么老是反复呼吸道感染、扁桃体发炎，为什么头发不黑，为什么老是大便干，为什么发育不好？现在知道答案了吧！

14. 我们都误会了，原来核磁共振没有放射线

前几天遇到我们医院核磁共振室的郑秀青老师，不聊不知道，原来她是医院里一个老师的爱人，我们的关系顿时拉近了不少。我当时就问了一些关于核磁共振的问题。

因为前阵子有个朋友家的孩子要做核磁共振，把朋友全家人都紧张得不得了。我当时也挺紧张的，觉得小孩子做这个检查对身体会不会有伤害。正巧碰到郑老师了，我就把心中的疑问倒了出来。

我就直接问她，做核磁共振检查对身体到底有没有伤害。没想到她的回答让我大吃一惊，"核磁共振不会产生放射线，怎么会对身体有伤害呢，但体内有金属物品者除外？"

核磁共振不会产生放射线？我听了简直不敢相信自己的耳朵。

通俗地讲，核磁共振就是原子核在强磁场中通过共振产生影像的过程。咱们每天都生活在地球这个大磁场中，我们人体本身也是个小磁场，所以，核磁共振检查对人体没有什么伤害。但有人问我，"核"不是带放射性的吗？其实，这里的"核"指的是原子核，不是核武器的核，也不是核桃的核。郑老师真是一语点醒梦中人。

原来核磁共振真的没有放射性，怪不得做这个检查得把皮带、项链、手表等带金属的物品给去掉呢，原来是怕影响到磁场啊。另外，如果体内有金属（如接骨用的钢板等），在磁场下发生移动，则会对人体造成一定损害。

经郑老师这样一说，我彻底明白了。以后再有家长问我核磁共振对孩子有没有伤害，我也可以告诉他们了。

15. 孩子爱动，不一定就是多动症

现在很多家长发现，自己的孩子老是动来动去，一天到晚跟"永动机"似的，好像有使不完的劲儿，但是，这种劲儿放在学习上就不行了，坐在书桌前，不是扭来扭去，就是骚扰一下旁边的同学。

有些家长心里就嘀咕，孩子会不会是多动症啊？对于这个问题，要注意以下几点。

（1）不要随便给孩子扣多动症的帽子

在这里，请大家记住临床心理科谢正副主任医师的话：不要随便给孩子扣多动症的帽子。

有些孩子虽然是"多动"，但是没达到多动症的地步。这时候，通过一些行为矫正、心理调节，完全可以解决。

谢正大夫说，孩子多动，从医学角度讲是因为注意缺陷障碍，就是注意力不易集中，不能全神贯注做一件事。多动的孩子多是父母、老师眼中的"坏孩子"，因为他们无论做作业、看书、上课、

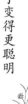

吃饭等都不能老老实实干完，在学校总爱惹事，动不动就和同学打架，作业也不能按时完成。

对这类孩子的治疗仅靠药物是不行的，还需要结合一系列的心理治疗。作为和孩子接触时间最多的父母，如果能抽出时间多陪陪孩子，耐心有效地引导孩子的心理行为，那将对孩子病情的恢复起到至关重要的作用。

（2）这样陪孩子玩儿，慢慢就把多动矫正过来了

当然，这里讲的可不是随随便便的游戏，而是一种行为心理矫正训练。这一训练的主要目的是通过一些简单、固定的意识命令让孩子学会自我行为控制，锻炼孩子的注意力。

家长可以从孩子最感兴趣的游戏入手，如果您的孩子喜欢看某一部动画片，那好，咱们就从动画片开始，给孩子限定一定的观看时间，观看结束后家长马上就动画片中的一些问题对孩子进行提问，比如陈述一下刚才的故事情节呀，刚才谁谁谁穿了一件什么样的衣服呀等等，如果孩子回答正确则进行奖励。

可能患有多动症的孩子刚开始并不能完全回答正确，别担心，慢慢来，家长的奖励手段其实是一种良性的强化刺激，时间久了，孩子在潜移默化间心理就给矫正过来了。

有家长反映孩子本来就爱动，想让他老老实实坐在那里看动画片估计并不容易。没关系，先从几分钟开始，等孩子表现好了再慢慢延长时间，这是一个循序渐进的过程。想让孩子变得有耐心，家长自己首先要有耐心。

此外，家长还可以陪同孩子做游戏，比如和孩子一块儿堆积木，玩拼读，比一比看谁完成得最快、最好，做得好同样给予奖励。当然，家长要适当让一让孩子，帮孩子树立信心。

在这些训练中，由于动作命令来自于孩子的内心，所以一旦动

作定型，孩子的自制力就能大大提高。

（3）越是打骂，孩子多动就会越厉害

最后要提醒父母的是，孩子淘气、爱惹事，家长不要一味地大骂训斥。也不要因为孩子爱动，刻意地限制孩子的行为，要适当满足孩子的活动需要，可指导他们参加跑步、踢球等体育训练，同时要劝止一些攻击性行为。切记，孩子多动也是一种心理疾病，家长的暴力行为反而会伤害孩子的心理健康。

在这个繁忙的社会，咱们家长其实陪孩子的时间少之又少，下班回家后又多花在看电视、玩手机上，忽视了孩子的心理成长。做父母的，如果愿意多花点时间陪孩子做做行为心理矫正训练，共同进步，共同成长，那孩子一定会变成一个父母眼中的乖孩子。

16. 孩子玩小鸡鸡，家长不用太在意

孩子在成长中会出现很多问题，这些问题非常有共性。就比如玩小鸡鸡的问题，几乎每个小男生都会经历这个过程。自己的孩子嘛，家长总希望他能跟玉一样，没有一点瑕疵。孩子稍有点异样，我们这些当父母的往往寝食难安，度秒如年。

孩子成长的过程是一个不断探索外部世界和自身世界的过程，在这个过程中任何东西都会引起他们的强烈兴趣，包括自己的生殖器。说得通俗一点，不摸他怎么知道这是他自己的呢？

有些家长注意到自己的宝宝有事没事爱玩自己的小鸡鸡，心里非常紧张，很自然地将其跟"性"扯上关系。

我们医院临床心理科的谢正大夫说，其实，孩子玩小鸡鸡完全是好奇心使然，在孩子眼里，摆弄小鸡鸡和摆弄眼睛、耳朵、鼻子完全没有区别，他们是在无意识地探索。

遇到这种情况，家长尽量不要关注，更不要用严厉的语气呵斥"不要玩！"或者是"不要摸！"因为家长的关注反而会强化孩子对这个动作的注意，从而一直持续下去。你不管他，他过一段时间发现了新的好玩的，注意力自然就转移了。

当然，家长也可以主动帮助孩子转移注意力，比如当孩子出现玩弄性器官的动作时，用宝宝喜欢的食物、物品和游戏吸引他关注，从而停止其动作。其实，孩子在成长中遇到的很多问题都是阶段性的，随着环境的变化、心理的变化，慢慢地，活动空间更丰富了，他们就不会这样做了。

后　记

希望我们不会因为对孩子疾病的不了解而悔恨

　　这是我写的第二本育儿书，正如在本书前言里说的一样，写这本书我没有费太大的力气。因为书中说的都是家长们问得最多，也最为关心的问题。我带着家长们最关心的问题，找最有名的儿科专家进行解答，然后整理汇总起来，就成了这本书。

　　在这里，首先要感谢河南中医学院第一附属医院的专家们。这本书集结了全国名中医丁樱教授、全国著名小儿推拿专家高清顺、全国名老中医郑启仲以及国家二级教授、博士生导师、主任医师、河南省名中医等一大批知名专家，是他们行医多年的经验所得。我去采访这些专家的时候，他们非常热情，毫无保留，倾囊相授。所以，我觉得本书的专家团队是一群有爱心、善良的人，让咱们当家长的，能够通过本书正确认识疾病，不再害怕疾病。

　　其次要感谢中国中医药出版社以及负责本书的编辑老师们。中国中医药出版社是中医类出版社里的"黄马褂"，能在此社出版著作，是对书中专家们的极大认可，对我个人也是一种莫大的荣耀。这本书从选题到出版，凝聚了中国中医药出版社老师们的心血，是他们的耐心、精心和一丝不苟，终于使这本书完美付梓。

最后，感谢"健康去哪了"的三万家长们，你们通过积极参与，让我明白了你们最需要的是什么。你们的热情是我每天挥笔的动力，使我每天的心都是满满的。

　　——愿咱们的孩子都能健康成长！衷心感谢大家！

何世桢

2015 年 5 月 30 日